高等院校通识教育教材

U0265657

走进医学

主编　裘　莹

清华大学出版社

北　京

图书在版编目（CIP）数据

走进医学 / 裘莹主编 . — 北京 : 清华大学出版社 , 2023.12
高等院校通识教育教材
ISBN 978-7-302-63867-4

Ⅰ . ①走… Ⅱ . ①裘… Ⅲ . ①医学—高等学校—教材 Ⅳ . ① R

中国国家版本馆 CIP 数据核字（2023）第 111892 号

责任编辑：李　君
封面设计：王晓旭
责任校对：李建庄
责任印制：杨　艳

出版发行：清华大学出版社
　　　　　网　　址：https://www.tup.com.cn，https://www.wqxuetang.com
　　　　　地　　址：北京清华大学学研大厦 A 座　　　邮　　编：100084
　　　　　社 总 机：010-83470000　　　　　　　　　邮　　购：010-62786544
　　　　　投稿与读者服务：010-62776969，c-service@tup.tsinghua.edu.cn
　　　　　质量反馈：010-62772015，zhiliang@tup.tsinghua.edu.cn
印 装 者：涿州市般润文化传播有限公司
经　　销：全国新华书店
开　　本：185mm×260mm　　　印　　张：12.25　　　字　　数：232 千字
版　　次：2023 年 12 月第 1 版　　　　　　　　　印　　次：2023 年 12 月第 1 次印刷
定　　价：79.00 元

产品编号：079079-01

编 委 会

主 编　裘 莹　清华大学医学院

编 者　（按姓氏汉语拼音为序）

晁 爽　北京清华长庚医院

郭晓宁　百嘉医疗

黄振宇　北京清华长庚医院

任芳丽　清华大学医学院

宋伯根　同济大学医学院

王 非　北京清华长庚医院

殷 岳　北京市第六医院

赵 喆　北京清华长庚医院

序

    《走进医学》是一本以通俗的方式介绍医学知识的书籍，是了解医学知识的敲门砖。全文通俗易懂，知识涉猎广泛。本书对学习医学知识、推广健康理念具有重要的积极作用。谨此推荐该书，为医学知识在普通受众中的传播助力。

    当今的大学教学，不再局限于本专业的知识传授，学科知识的交叉融合尤其重要。由清华大学病理学教授裘莹主编的《走进医学》，作为大学教学的通识课程教材正是将医学知识多元化地呈现，该书是裘莹联合基础医学教师和具有多年临床实践工作经验的一线医生，共同为各专业学生量身定做的有深度、有广度的一本教材。以日常生活中的常见病、多发病为切入点，深入疾病的本质和历史进展，探讨疾病的发展历程，领悟生命和健康的意义；让学生正视疾病，教给学生如何进行急救，如何处理常见的运动损伤，如何面对挫折和心理问题，如何从患者的角度去了解自己和他人的各种疾病和痛苦，如何解决常规的医疗问题等。在内容设计中，将科学与人文引入进来，通过医学知识的学习，学生不仅可以了解人体的奥秘、学会简单地分析疾病的方法，还可以了解医学学科的思维模式和思考问题的逻辑推理过程，有利于培养、发现、建立交叉学科的多能人才。《走进医学》不仅可作为大学教学的通识课程教材，也可以作为广大受众的医学普及读物。

中国工程院院士

2023 年 9 月

前　言

医学从诞生之日起，就因为其浓郁的宗教背景而被蒙上了一层神秘的色彩，但是，人们对医学的探究却从未因此而停止。怀着对健康的渴望以及对永生的向往，人类发挥一切的聪明才智，不断地将科技成果运用到医学领域。医学是那样的广袤无垠，却又妙到毫巅。医学是融合了人类聪明才智，且集科学、哲学和人文于一体的艺术学科。

《走进医学》作为大学教育的通识课程教材，充分结合了基础医学的前沿理论和临床医学的治疗实践，本书以"专业而有态度的医教栏目"为定位，收集大众关注的健康话题，解答困扰人们身心健康的各种问题并传播健康知识。

或许您具有一定的医学教育背景，或许您对医学充满了好奇与兴趣，无论何种情形，只要您翻开《走进医学》这本书，您将被带入一个全新的世界，我们将带您去揭开人类疾病与健康的奥秘，探寻宏观环境与健康的关系，以及微观疾病发生的分子学原理。通过本书，您可以了解到什么是健康、如何健康地生活，知晓疾病是怎样发生以及如何战胜疾病。本书的内容涵盖内科、外科、妇产科及儿科常见病、多发病的基本发病过程、疾病的诊治和预防措施，以及急救方法、心理问题等，具有科学性和实用性。

本书将以独特的视角向您展示疾病的发生、发展以及人类与疾病斗智斗勇的抗争过程，让您在掌握一定医学知识的基础上，培养健康的生活方式。

由于笔者才疏学浅，书中难免有不足和错漏之处，敬请广大读者批评指正。

编　者
2023 年 8 月

目　录

第一章　你从哪里来

——从妊娠到分娩

第一节　女性内生殖器官

新生命的孕育需要 10 个月的漫长过程，新生命的出生更要经历痛苦却幸福的等待。本章将为你解惑妊娠不同时期胎儿的发育和母体各器官的变化，通过讲述生命的孕育和诞生的过程，让你领略生命的美好，同时更加珍惜生命。

女性的内生殖器官包括阴道、子宫、输卵管及卵巢，后两者又常称为子宫附件（图 1-1）。

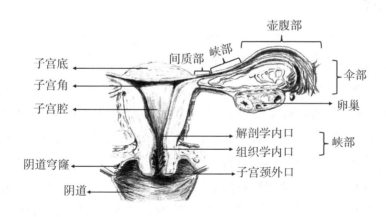

图 1-1　女性内生殖器官前面观（右侧输卵管和卵巢略）

一、阴道

阴道位于骨盆最下部中央，是一个呈上宽下窄并由黏膜、肌层和纤维组织膜组成的肌性管道，位于直肠前方，与其关系密切。阴道是性交器官，也是月经血排出及胎儿娩出的通道。阴道环绕宫颈周围的部分称阴道穹隆，按其相对位置分为前、后、左、右四部分，其中后穹窿与盆腹腔最低部位的直肠子宫陷凹紧密相邻，两者间仅隔阴道壁和一层腹膜，临床上可经此处进行穿刺、引流或其他手术（图1-2）。阴道黏膜有很多横纹皱襞，育龄期女性阴道黏膜有较大的伸展性，足以满足胎儿的通过，而幼女及绝经后女性因缺乏雌激素，阴道黏膜上皮变薄，缺少皱襞，伸展性小。

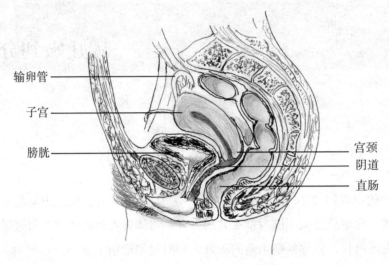

图1-2　女性内生殖器官矢状断面观

二、子宫

子宫位于盆腔中央，膀胱与直肠之间。外形犹如一个倒置的梨（图1-1）。子宫是产生月经和孕育胎儿的器官。子宫可分为子宫底、子宫体与子宫颈三部分，上2/3为子宫体部，下1/3为子宫颈部，子宫颈下半部连接阴道。子宫的顶端呈弧形隆起，称为子宫底，子宫底的两侧为子宫角。宫体与宫颈的比例因年龄不同而有差异，儿童期为1∶2，成年期为2∶1，老年期为1∶1。子宫腔类似一个底边向上的三角形，深约6 cm，上方两角为子宫角，子宫角连接输卵管开口。子宫腔下端逐渐变窄为子宫峡部，长约1 cm。峡部上界因解剖上较狭窄称为解剖学内口，峡部下界因黏膜在此由子宫内膜转变为子宫颈内膜，称为组织学内口。妊娠期间峡部随宫腔容积增大逐渐扩展拉长，临产时形成子宫下段。子宫颈呈圆柱状，下开口于阴道，称为宫颈的外口。

三、输卵管

输卵管是从两侧子宫角向外伸展的一对细长而弯曲的管道，是卵子与精子相遇并结合的场所，也是向宫腔方向运送受精卵的通道。输卵管全长8～14 cm，内侧与子宫角相连通，外端1～1.5 cm游离，称为输卵管伞部，有"捡拾孕卵"的作用。根据输卵管的形态由内向外可分为四部分：间质部、峡部、壶腹部、伞部（图1-1）。输卵管的黏膜有很多皱襞，越接近伞端皱襞越多。各种炎症可造成黏膜的粘连，导致管腔变窄或者堵塞，引起输卵管妊娠或不孕。黏膜表面有分泌细胞及纤毛细胞，纤毛向宫腔方向摆动，加之肌肉收缩，使输卵管向宫腔方向蠕动，有助于卵子或受精卵游向宫腔。

四、卵巢

卵巢呈扁椭圆形，左、右各一，位于输卵管下方，内侧以卵巢固有韧带和子宫相连，外侧以骨盆漏斗韧带与盆壁相连。卵巢是产生卵子及分泌女性性激素的器官。成年女性的卵巢大小约 4 cm×3 cm×1 cm。卵巢分为皮质和髓质两部分，髓质内含有丰富的血管、神经，皮质内散布着数以万计的始基卵泡，是胎儿时期卵原细胞经细胞分裂后形成的。在正常成年女性的卵巢中，每个月经周期的黄体期都有若干个始基卵泡发育，但其中只有一个或者两个卵泡经历平均85天的时间发育成熟，直到排卵，其余的发育到某个阶段就开始闭锁、萎缩。因此，女性一生中只能排卵400～500个。排卵后，被输卵管伞"捡起""吸进"输卵管内，并随着输卵管纤毛摆动和输卵管蠕动向宫腔方向游走，等待和精子的结合。当携带母方遗传物质的卵子，遇到携带父方遗传物质的精子时，则形成受精卵，这便开启了新生命的发育过程。

第二节　胚胎及胎儿附属物的形成

精液射入阴道后，随即就展开了一场生与死、成与败的特殊战斗。大概有1/5的精子在阴道的酸性环境下立即死去，其他健康的精子依靠尾部持续摆动，进入并通过宫颈这个狭小的通道达到子宫腔。从子宫到输卵管的距离虽然只有15 cm长，但对于平均长度在0.06 mm的精子来说可谓是"万里长征"。最终只有几千个精子能顺利抵达宫腔。精子到达输卵管只需要30分钟，进入狭窄的输卵管后，由于这里遍布纤毛，而且纤毛是向宫腔方向摆动，因此精子必须克服输卵管纤毛的摆动逆流而上，行程非常艰难。在输卵管腔中有精子"梦寐以求"的卵子，因此虽然阻力巨大，但精子们也一往无前。

一、受精

精子在子宫腔和输卵管腔游走过程中，顶体表面糖蛋白被女性生殖道分泌物中的α、β淀粉酶降解，去除其顶体酶上的去获能因子，使精子生理、形态、生化上发生一系列变化，获得受精能力，此过程称为获能。精子获能后与卵子在输卵管壶腹部相遇，精子与卵子外围的放射冠接触后，精子头部的外膜和顶体前膜融合、破裂，释放顶体酶，溶解卵子的放射冠和透明带，称为顶体反应，从而破坏了卵子坚硬的外壳，精子进入卵子内。一旦某一个精子进入卵子内，卵子细胞质内的皮质颗粒释放溶酶体酶使得透明带上的精子受体分子变性，阻止其他精子穿入透明带，这一过程称为透明带反应，通过这种方式保证单精受精。卵子迅速完成第二次成熟分裂，形成卵原核，其与精原核融合形成受精卵，一个新生命就此形成。上述过程中每一步骤都非常精密，稍有偏差或意外，胚胎要么死亡，要么出现畸形，整个受精过程约需要24小时（图1-3）。

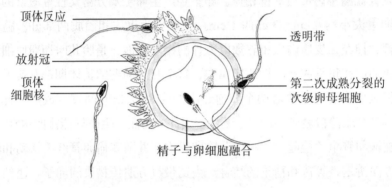

图 1-3　受精示意图

受精卵随着输卵管的蠕动和输卵管上皮纤毛的摆动，被动地向子宫腔方向移动，与此同时，受精卵发生卵裂（有丝分裂、染色体、自身复制），这一过程持续进行，卵裂的结果导致细胞数量短期内增加。由于透明带的限制，受精卵的体积并没有增大，故尚能通过细如发丝的输卵管腔。至受精后30小时，受精卵在输卵管蠕动和纤毛摆动的助力下，向子宫腔方向不断移动。至受精后72小时，含有16个细胞的实心细胞团形成，称为桑葚胚。受精后第4天，增至100个细胞，千辛万苦地结束了在输卵管内的移动，进入子宫腔。与此同时桑葚胚中细胞间出现一些小的腔隙，逐步融合成一个大腔，其内充满液体，为胚泡腔，空腔周围扁平状的细胞称为滋养层，腔内一侧为内细胞团，此时受精卵称为晚期胚泡。

二、着床

晚期胚泡进入子宫腔后继续分裂。胚泡的滋养细胞层分泌蛋白分解酶，溶解与其接触的子宫内膜表面，形成一个缺口，胚泡通过这个缺口迅速埋入内膜中，随后缺口快速修复，这一过程叫作孕卵着床。上述过程被细分为定位、黏着和穿透三个阶段。此过程开始于受精后第5～6天，完成于第11～12天。孕卵着床必须的条件：①透明带消失；②胚泡滋养细胞分化出合体滋养细胞；③胚泡和子宫内膜同步发育；④母体分泌足够的孕酮。大约在受精后 24 小时受精卵分泌早孕因子，能抑制母体淋巴细胞活性，防止胚泡被母体排斥，保证着床过程顺利进行。着床后，由于蛋白溶解酶的溶解血管作用，合体滋养细胞形成细胞腔隙，胚泡便能从母体血液中获得生长发育必要的营养成分。内细胞团逐渐分化形成胎儿，而滋养细胞逐渐分化形成胎盘。

三、胎儿附属物的形成

（一）胎盘

当停经 9 周（孕龄 7 周）时，胎盘逐渐形成，它是支持胎儿生长发育的重要器官，作用非同寻常。胎盘由羊膜、叶状绒毛膜和底蜕膜（图 1-4）构成。羊膜在胎盘的最内层，光滑、半透明、无血管神经及淋巴，厚 0.02 ~ 0.05 mm，其有非常好的弹性和韧度。羊膜从胎盘的最内面（即胎儿面）向四周延伸，形成一个完整密闭的空腔，其内充满羊水，为胎儿的生存提供空间。与底蜕膜相接触的绒毛有很多分支，根植于子宫肌层，血流供应充足，能获取丰富的营养，称为叶状绒毛膜，构成胎盘部分，而与包蜕膜相接触的绒毛因血供少，逐渐退化，称平滑绒毛膜，与其内侧的羊膜统称为胎膜。胎盘通过成千上万根树枝样的

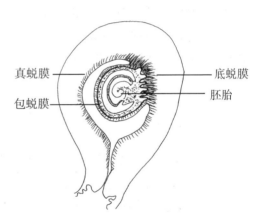

真蜕膜
底蜕膜
包蜕膜
胚胎

图 1-4　妊娠早期子宫蜕膜

绒毛组织扎根于子宫肌层。每个绒毛内均有脐动脉和脐静脉的细小分支，流动的是胎儿的血液，而绒毛间隙充满着母体的血液，两种不同血液在此进行营养物质及氧气的交换。富含氧和营养物质的血液汇集，通过脐静脉输送给发育中的胎儿，而低氧和含有代谢废物的血液则通过脐动脉输送给胎盘，重新与母体血液进行交换。胎盘具有合成激素、酶及细胞因子的作用，同时提供氧及营养物质，并排出胎儿体内代谢废物。更为重要的是，它还是阻隔母体内的有害物质（如病毒和细菌）进入胎儿体内的有效屏障。国内外的产科专家一致认为，一个健康的胎儿后面必定有一个健康的胎盘。

（二）脐带

脐带是连接胎儿与胎盘的条索状组织，漂浮于羊水中，一端连接于胎儿腹壁脐轮，另一端附着于胎盘胎儿面，外侧被覆羊膜，内侧包裹着两根脐动脉、一根脐静脉，来自胚外中胚层的胶样胚胎结缔组织——华通胶质，包绕这三根血管，如同电线电缆最

外层的橡胶套起到保护血管,避免受压的作用。足月胎儿的脐带长 40 ~ 60 cm,< 30 cm 称脐带过短,> 70 cm 称脐带过长。脐带是胎儿和胎盘之间的连接通路。若脐带受压血流受阻,可致胎儿窘迫,甚至危及胎儿生命。脐带附着于胎盘中央或偏中心,个别脐带附着于胎盘边缘。很少一部分脐带附着于胎膜上,脐带血管从胎膜中跨过进入胎盘,如果这部分有脐血管通过的胎膜恰巧位于胎先露前方,形成帆状血管前置,当胎膜破裂时此处的血管若同时断裂,胎儿很快可因失血而死亡。

(三)羊水

妊娠早期,羊水来源于母体血浆及胎儿皮肤的渗漏。妊娠中晚期,胎儿尿液、肺液及消化液构成了羊水。到足月时,羊水量达到 500 ~ 1500 ml。羊水为胎儿提供了一个恒温的生存环境和充足的活动空间。胎动时,羊水可以缓冲胎儿肢体对子宫肌壁的碰撞,减轻母体的不适感;同时,吸进胎儿肺部的羊水也促进了胎肺的发育。近年来,产科专家通过抽取羊水,检测羊水中的生化指标,或经过离心获得其中的胎儿细胞进行胎儿染色体核型分析,从而对宫内的胎儿进行遗传性疾病或染色体异常的诊断。

第三节　胚胎、胎儿发育特征

妊娠 8 周内的胚体称为胚胎,第 9 周至分娩前称为胎儿,出生后至产后 4 周内称为新生儿。从小如针尖的细胞团到最终发育为成熟的胎儿,平均需要经历 10 个月。在此过程中,母体腹部不断增大,有经验的产科医生可通过测量子宫底的高度大致判断胎儿的孕周。简单来说,妊娠第 12 周,耻骨联合上缘刚可触及宫底;宫底位于脐耻之间时,约为妊娠第 16 周;妊娠第 20 周,母体可以感觉到胎动,宫底位于脐下;妊娠第 28 周,宫底位于脐上三横指;妊娠第 40 周,宫底位于剑突以下。

除了胎儿体积增大外,更重要的是在每个阶段,胎儿的各个组织器官都发生着惊人的变化。①妊娠第 8 周,胚胎初具人形,长约 3 cm,胚胎头部特别大,仔细分辨可辨认眼、耳、鼻、口,早期心脏形成,临床上通过彩色多普勒超声血流可显示有原始胎心搏动。②妊娠第 12 周,胎儿身长 7 ~ 9 cm,重约 20 g,四肢有微弱活动,已有肠管蠕动,可分辨指、趾,指甲形成。随着子宫增大超出盆腔,借助电子胎心多普勒在孕妇耻骨上可初步探及胎心音。③妊娠第 16 周,胎儿身长 10 ~ 17 cm,重 100 ~ 120 g,皮肤色红,光滑透明,有少量毳毛,骨骼进一步发育,敏感的孕妇甚至可以感觉到轻微的胎动,描述首次胎动的感觉为"如同蝴蝶扇动翅膀",可清楚探及胎心音。④妊娠第 20 周,胎儿身长 18 ~ 27 cm,重 280 ~ 300 g,胎头占到全身的 1/3,开始有头发的生长,皮肤暗红,透明度减低,全身有胎脂覆盖,借助超声探查偶尔可见胎儿出现吞咽活动。⑤妊娠第 24 周，胎儿身长达到 28 ~ 34 cm，重 600 ~ 700 g，皮下脂肪开始沉积，皮肤出现皱纹。⑥妊娠第 28 周，进入围生期，胎儿身长达到 35 ~ 38 cm，重 1000 ~ 1200 g，皮下脂肪少，故全身细瘦，面部皱纹多，皮肤发红，覆盖有胎脂，指（趾）甲未能到达指（趾）甲端。女性胎儿的阴唇已经发育，大阴唇包裹着小阴唇及阴蒂。随着医疗技术的进步，通过三维超声仪器，可以清晰地看到宫内的胎儿已经有丰富的面部表情，并开始通过吸吮手指探索外部世界。此时出生的新生儿能啼哭，会吞咽，四肢能活动，但生命力弱，需特殊的新生儿科照护和先进的医疗救助，易并发特发性呼吸窘迫综合征。⑦妊娠第 32 周，胎儿身长 40 cm，重 1500 ~ 1700 g，皮肤深红，面部胎毛已经脱落。多数胎儿转为头在下、臀在上的倒立姿势，医学上称为纵产式头位。此时出生的新生儿进行适当医疗照护，绝大多数可存活。⑧妊娠第 36 周，胎儿身长 45 ~ 46 cm，约重 2500 g，皮下脂肪增多，皮肤皱纹消失，指（趾）甲达到指（趾）端。出生后会啼哭、吸吮，基本可以成活。⑨妊娠 37 周以后不足 42 周的胎儿，称为足月儿。身长约 50 cm，重 3000 ~ 3300 g，皮下脂肪发育良好，毳毛大部分已经消退，皮肤粉红，头发长 2 ~ 3 cm；指（趾）甲已超过指（趾）端，胎头多数进入骨盆入口平面，为出生做好充足准备。出生后经过擦干、刺激能大声啼哭，四肢活动自如，有强烈的吸吮反射。

随着胎儿在宫内逐渐长大，孕妈妈不仅出现了腹部体积的增大和走路的笨拙，而且全身各个器官都明显发生了各种程度的适应性改变。

第四节　妊娠期母体变化

为了满足胎儿生长发育需要，更为后期的分娩做好准备，母体各个系统器官在 10 个月中也将发生一系列的变化。其中最为明显的是生殖系统的改变。

一、子宫

妊娠时，子宫肌纤维肥大、变长、增生，以满足宫体随孕周逐渐增大的要求；妊娠末期，子宫重量由未孕时的 40 ~ 50 g 增至约 1000 g，容量增加约 500 倍；足月妊娠时，子宫血管的血流量逐渐增加至每分钟 500 ~ 700 ml。在孕激素的作用下，子宫内膜腺体增大、弯曲，腺上皮细胞内及腺腔内含有大量的糖原，血管充血，结缔组织细胞肥大，此时的子宫内膜称为蜕膜。根据蜕膜与胚泡的位置关系，分为底蜕膜、包蜕膜和真蜕膜（图 1-4）。妊娠 3 个月后，子宫峡部不断伸展，至妊娠末期可达 7 ~ 10 cm，成为软产道的一部分，称子宫下段。妊娠期间，子宫经常会出现不规则、间歇性的收缩，以促进胎盘的血液循环；妊娠后半期，子宫的兴奋性增高，收缩加速；足月时变为有规律的收缩，称宫缩，是分娩的主要动力。由于血管及淋巴管的增加，结缔组织的增生、水肿等导致宫颈肥大、变软、内膜增厚、腺体增生、黏液分泌量增多，在宫颈管内形成黏液栓，起到防止细菌进入宫腔的作用。

二、卵巢和阴道

妊娠时，卵巢略增大、不排卵。妊娠3个月内，在一侧的卵巢中有妊娠黄体生长，分泌雌激素和孕激素，支持胚胎的发育；妊娠3个月后，开始萎缩，由胎盘代替黄体分泌激素。妊娠时阴道肌纤维及弹力纤维增生，黏膜变厚、充血、呈紫蓝色，分泌物增多，pH呈酸性，酸性环境可抑制阴道内致病菌的生长。

三、乳房

妊娠最初几周，孕妇会感觉乳房发胀，部分甚至有刺痛感及轻微触痛。妊娠8周后，乳房明显增大，由于雌激素及孕激素的增加，乳房腺管与腺体均增生，脂肪沉积，乳头很快增大、着色，乳晕亦着色，出现散在的皮脂腺肥大、隆起，称为蒙氏结节。妊娠后期，部分孕妇可由乳头挤出少量黄色液体，称为初乳。

四、消化系统

孕早期，因绒毛膜促性腺激素、雌激素、孕激素、胎盘生长激素突然增加，引发孕妇食欲缺乏、恶心、呕吐、唾液分泌增多等现象，称为早孕反应。大部分孕妇早孕反应在数周后不治自愈，但也有少数孕妇早孕反应非常严重，甚至引起机体内水及电解质失衡、肝功能异常，需要接受治疗。孕中晚期，胃被增大的子宫向上顶起变为水平位，胃部平滑肌张力减低、蠕动减慢，胃酸分泌减少，胃的排空时间延长，胃受压及贲门括约肌松弛，容易造成反流。部分孕妇因此常常有腹胀不适、便秘，有些孕妇因静脉回流瘀滞，而出现痔疮，增添了排便的苦恼。

五、心血管系统

妊娠后期，子宫进一步增大，将横膈向上推，使心脏向左前方移位，大血管轻度扭曲，造成心尖部收缩期杂音及肺动脉第二瓣膜音亢进，但心电图表现正常。由于新陈代谢和循环血量的增加，以及为了适应胎盘循环的需要，每搏输出量自妊娠第10周开始增加，至妊娠32～34周达到最高峰。心率也逐渐增加，最高到孕末期每分钟增加10～15次，因而每体心脏负担加重。中孕期后，当孕妇仰卧位平躺时，下腔静脉被增大的子宫压迫，造成回心血量减少，心排血量减少，迷走神经兴奋，血压下降，称为仰卧位低血压征。此时，孕妇极度不适，出现头晕、恶心、出冷汗等低血压表现，宫内胎儿也会出现心率减慢的反应。因此，当孕妇腹部逐渐增大后，建议采取左侧30°卧位的方式休息，从而避免发生低血压，也减轻孕妇本人右侧肾积水的风险。

正常心脏具有代偿功能，故能胜任孕期血容量增加的负担，但心脏病患者在妊娠、分娩或产后各期，均可出现不同程度的心功能代偿不全（心衰）的症状，如憋气、心慌、劳累后症状加重，此时一定要进行心脏功能的评估和必要的干预治疗。

六、血容量

孕妇的血容量从妊娠 6 周开始增加，至妊娠 32 ~ 34 周达到高峰。孕期血浆及红细胞均增加，血浆约增加 1000 ml，红细胞容量约增加 500 ml，因此会出现血液稀释，造成该阶段临床常见的生理性贫血。

七、泌尿系统

早孕时增大的子宫及妊娠末期下降的胎头可压迫膀胱，引起孕妇尿频。妊娠中期后，在孕激素的影响下，输尿管蠕动减弱，同时输尿管常在骨盆入口处受压，导致尿流迟缓，使得孕妇更容易出现泌尿系感染。妊娠时，由于母胎代谢产物的排泄量增多，增加了肾脏的负担，肾脏血流量及肾小球的滤过率均增加，到足月时比孕前增加 30% ~ 50%。

八、妊娠诊断

对于有正常月经周期的育龄期有性生活的女性，若出现明确的停经，伴有上述器官的变化，比如晨吐、乳房肿胀、尿频，则妊娠的可能性极高。此时妇产科医生常常借助测血绒毛膜促性腺激素（human chorionic gonadotropin，HCG）及尿 HCG 的水平来协助判断。随着医学技术的发展，目前最常用的是借助超声判断子宫腔内是否存在孕囊，同时了解孕囊的个数和着床的位置。在妊娠 5 周时，通过腔内超声可以探及孕囊和卵黄囊；妊娠 7 周时，彩色多普勒超声检查可以探及胎心的搏动。只有在影像学上出现这些特异性表现，才能明确宫内妊娠。

从漂移的卵子、奔跑的精子，到输卵管内精卵相遇结合；从受精卵在输卵管内艰难地移动，到进入宫腔着床分裂；从渺小如芥的细胞群，到发育成人形，这是一个多么漫长而美妙的过程！每一步、每个环节，如果受到外界生物、物理、化学等因素的干扰，即便风吹草动，都将可能无疾而终，或留下永久的缺损。细节得准确无误，才

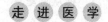

能最终发育成一个正常个体。我们领略生命起源的美妙，更加懂得了 10 个月宫内生活的弥足珍贵。

第五节 分 娩

分娩指妊娠满 28 周后，胎儿及其附属物从临产发动到由母体全部排出的过程。根据孕周的不同，又可以分为早产（孕周超过 28 周但不足 37 周）、足月产（孕周超过 37 周但不足 42 周），以及过期产（孕周超过 42 周）。引发分娩的真正动因目前研究尚不明确，普遍认为是多因素综合作用的结果。

一、先兆临产

正常妊娠近足月时，孕妇身体会出现一些信号，如不规律的宫缩、胎儿下降感和少许阴道褐色分泌物，预示着分娩即将来临。每个孕妇从出现上述症状到真正临产的间隔是不恒定的。在临床中，即便是最富有经验的产科专家也很难预测出孕妇真正临产的时间。随着宫缩的频繁增加、间歇时间的缩短，直至最后出现间隔 5 ~ 6 分钟一次宫缩，以及阴道的血性分泌物逐渐增加等表现都预示着宫内胎儿已经收拾好"行装"，随时准备与家人见面！

孕育了 10 个月的新生命即将诞生，这个未曾谋面却血脉相连的亲密家人即将出现，此时此刻孕妇心情是期盼、兴奋、急迫，更多的是焦虑。因为大多数未经历过分娩的产妇对分娩过程一无所知，会错误地认为即将开始的是漫无天日的疼痛。学术界把分娩的全过程划分为四个阶段：第一阶段即第一产程，指规律的宫缩到宫口开全；第二产程指宫口开全到胎儿娩出的时间；第三产程指胎儿娩出至胎盘娩出的时间；第四产程指胎盘娩出后到产后 2 个小时。每个阶段都有一个正常时长的限制，如果产妇超出了预期时间，医生要给予一些医疗干预，从而帮助每位孕妇顺利分娩。

二、决定分娩的因素

决定分娩的四个因素是产力、产道、胎儿和社会心理因素。

（一）产力因素

产力指将胎儿及其附属物从子宫逼出的力量。它包括子宫收缩力、腹肌及膈肌的收缩力、肛提肌的收缩力，而其中最重要的是子宫收缩力，简称为宫缩。它的特点是节律性、对称性和极性、缩复作用。对称性和极性指宫缩源于双侧的子宫角逐渐向中线汇合，再向宫体下段传导。每当宫缩时，宫体部肌纤维缩短变宽，收缩后肌纤维虽又松弛，但不能完全恢复到原来长度，经过反复收缩，肌纤维越来越短，这种现象称为缩复作用。缩复作用随产程进展使宫腔内容积逐渐缩小，迫使胎先露部不断下降及宫颈管逐渐缩短直至消失。腹肌和膈肌的收缩力主要是第二产程辅助的力量，以及在第三产程中发挥促使胎盘排出的主要作用。另外的产力还有肛提肌的收缩力，它也是在第二产程和第三产程中发挥主要作用，帮助胎儿完成内旋转以及仰伸，并协助胎盘最终娩出。

（二）产道因素

产道是指胎儿娩出的通道，包括骨产道和软产道。

1. 骨产道

骨产道通常指真骨盆，是产道的重要部分，骨产道的大小、形状与分娩关系紧密。人为将骨盆分为三个假想平面。

（1）第一个重要平面是骨盆入口平面（图1-5），有三条主要径线：第一条为骨盆入口的前后径，它是指耻骨联合上缘中点至骶岬前缘正中的距离，平均值为11 cm，该径线是胎儿先露部进入骨盆腔入口的重要径线，其长短与分娩关系密切。第二条重要径线是骨盆入口的横径，它是指两侧髂耻缘线的最大距离，平均值为13 cm。第三条是入口的斜径，左右各一，左侧骶髂关节至右髂耻隆突之间的距离为左斜径，而右骶髂关节至左髂耻隆突之间的距离为右斜径，平均值为12.5 cm。

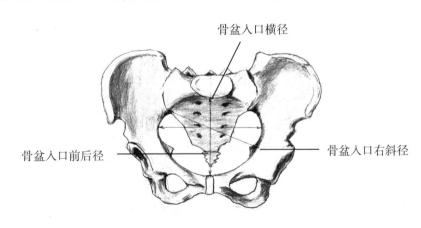

骨盆入口横径

骨盆入口前后径

骨盆入口右斜径

图 1-5 骨盆入口平面

（2）第二个假想平面是中骨盆平面（图1-6）。它是骨产道中最狭窄的平面，有两条重要径线，一条是中骨盆的前后径，它是指耻骨联合下缘中点，通过坐骨棘连线中点至骶骨下端连线间的距离，平均值为11.5 cm；另一条是中骨盆平面的横径，也称为坐骨棘间径，为两坐骨棘之间的距离，平均值为10 cm，是中骨盆重要的径线。

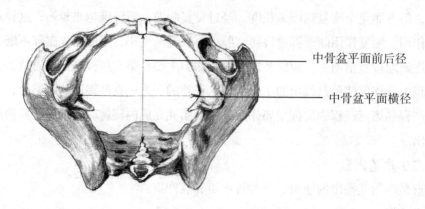

中骨盆平面前后径

中骨盆平面横径

图 1-6　中骨盆平面

（3）第三个平面是骨盆出口平面（图 1-7），由两个以坐骨结节间径为其共同底线的三角形平面组成，前三角顶为耻骨联合下缘，两侧边为耻骨降支，前三角底边为坐骨结节的连线；后三角顶端为骶尾尖，两侧边为骶骨结节韧带。骨盆出口的前后径包括四条主要径线，出口前后径是指耻骨联合下缘至骶尾关节间的距离，出口横径是指两侧坐骨结节间径，平均为 9 cm，它是骨盆出口的重要径线。前矢状径是耻骨联合下缘至坐骨结节间径中点的距离，平均为 6 cm。后矢状径是指骶尾关节至坐骨结节连线中点的距离，平均为 9 cm。两侧耻骨降支在耻骨联合下方形成接近 90° 的夹角，称为耻骨弓。在孕 37 周后产科医生通过测量孕妇耻骨弓角度、坐骨结节间径、后矢状径，共同判断骨盆出口平面大小，这是孕妇是否可以阴道试产的关键条件之一。

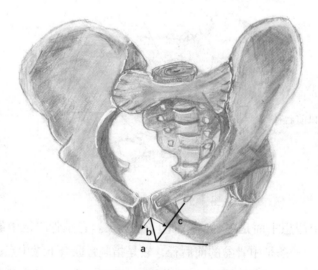

图 1-7　骨盆出口平面

a：出口横径；b：前矢状径；c：后矢状径；两个箭头之间是耻骨弓角度

女性直立时，骨盆入口平面与地平面所形成的角度称为骨盆倾斜度，一般为60°（图1-8）。如该角度过大，将影响胎头的衔接。

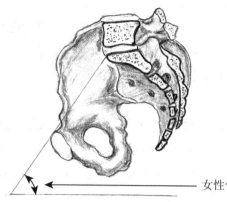

女性骨盆倾斜度60°

图1-8 女性骨盆倾斜度

2. 软产道

软产道包括子宫下段、宫颈以及阴道、外阴及盆底组织。子宫峡部在非孕期长约1 cm，临产时形成子宫下段，长7 ~ 10 cm。初产妇临近足月时，宫颈管会逐渐缩短，从原本的2 ~ 3 cm逐渐消平，之后宫口开始扩张，从只容纳指尖到第一产程结束时开大到10 cm。经产妇宫颈管的缩短和宫口的扩张是同时进行的，这一变化与初产妇有所不同。

（三）胎儿因素

胎儿因素包括胎位、胎儿大小和胎儿是否存在畸形。

1. 胎位

胎产式是指胎儿纵轴与母体纵轴的关系。若两者垂直，称为横产式；若两者保持一致，称为纵产式。足月横产式是不能经阴道分娩的，需要提前进行剖宫产。在纵产式中，又根据胎头向下或者胎头向上，分为头位或臀位，近足月时绝大多数的胎儿都是头朝下（倒立）的姿势，这是其今后娩出的最佳姿势。

胎儿先露部的指示点与母体骨盆的关系称为胎方位，枕先露以胎儿的枕骨为指示点，臀先露以胎儿的骶骨为指示点，根据这一指示点与母体骨盆前后左右不同的关系，分成不同的胎方位，例如胎儿是纵产式头位，枕骨位于母体骨盆的左前，称为枕左前位，或左枕前位，这也是临床上最为常见的情况。

2. 胎头的主要径线和颅缝

胎儿颅顶部由顶骨、额骨、颞骨各两块及一块枕骨构成。胎头的双顶径为胎儿顶骨隆突间的距离，足月胎儿平均为9.3 cm。枕额径又称前后径，为胎儿鼻根至枕骨隆突的距离，平均值为 11.3 cm。枕下前囟径，又称小斜径，为前囟中央至枕骨隆突下方的距离，平均值为 9.5 cm。枕颏径又称大斜径，为颏骨下方中点至后囟顶部的距离，平均值为 13.3 cm，是胎头最大的径线。

胎儿颅骨之间的缝隙称为颅缝，对于判断胎位最为重要的颅缝是两侧顶骨之间的矢状缝。位于胎头前方菱形空隙称前囟（大囟门），位于胎头后方三角形空隙称后囟（小囟门）。前囟和后囟也是判断胎先露和胎方位的重要标志。

3. 胎儿某一部分发育异常

胎儿发育异常中，如脑积水、连体双胎儿等，由于胎头或胎体过大，通过产道常发生梗阻，在 20 世纪 70 年代前，由于没有正规的产检，这种情况下产妇往往因难产而死亡。在提倡围生期保健的今天，国内大多数医院均可通过产前超声检查明确诊断，从而及时制订特殊的终止妊娠方案。

（四）孕妇的精神心理因素

孕妇建立对阴道分娩的信心，对产程顺利进行意义重大。反之，若孕妇对自己分娩充满恐惧，体内会释放大量的儿茶酚胺等激素，导致宫缩乏力、血压升高、胎儿窘迫等，最终导致剖宫产。近几年，提倡产时麻醉镇痛和导乐师分娩中全程陪伴，能够在一定程度上减轻宫缩带给孕妇的疼痛和焦虑紧张情绪，从而有效帮助产妇顺利度过分娩。

第六节　分娩机转

产妇有正常的产道、产力，胎位以及胎儿大小也适中，具备健康的心理状态，是否就能顺利地分娩？答案是"不一定"。因为在实际生产过程中，最重要的是这四个因素的相互配合和适应，即分娩机转。分娩机转是指胎儿通过产道娩出时，为了适应产道各个部分的大小、形态及骨盆轴的走向，必须进行一系列的适应性转动，也就是胎儿在产道里必须顺势而为，才能以其最小径线娩出。

分娩机转要经历衔接、下降、俯屈、内旋转、仰伸、复位、外旋转以及胎体娩出等连续的过程。临床上胎儿头位占到所有胎位的 95% ~ 97%，其中又以左枕前位为最多，故以左枕前位为例，详细介绍分娩机转的过程。

一、衔接

胎儿先露部的最低点接近或达到坐骨棘平面称为衔接。胎头呈半俯屈状态进入骨盆入口，以枕额径衔接，由于枕额径（11.3 cm）大于骨盆入口前后径（11 cm），胎头被迫发生转动，矢状缝转到骨盆入口的右斜径上（12.5 cm），胎儿枕骨在骨盆前方，以这种方式进入骨盆入口平面。经产妇均在分娩开始后胎头衔接，小部分的初产妇可在预产期前 1 ～ 2 周内胎头衔接，如果初产妇已经进入产程，而胎头仍未衔接，此时要警惕是否存在头盆不称。

二、下降

胎头沿骨盆轴前进的动作称为下降，下降动作是间歇的，与其他动作相伴随，贯穿于分娩全过程。促使胎头下降的因素：①宫缩时通过羊水传导的压力由胎体传至胎头；②宫缩时子宫底直接压迫胎臀；③腹肌收缩；④胎体的伸直伸长。初产妇因为子宫颈扩张缓慢，软组织阻力大，胎头下降速度比经产妇慢。临床上观察胎头下降的程度，可以作为判断产程进展的重要标志之一，胎头在下降过程中，受盆底的阻力发生俯屈、内旋转、仰伸、复位与外旋转等动作。

三、俯屈

以枕额径衔接的胎头下降达到中骨盆平面。该平面是骨盆最狭窄的平面，处于半俯屈状态的胎头枕部遇到肛提肌的阻力，借助杠杆的作用进一步地俯屈，即胎儿下颏更加贴近胎儿前胸部，变胎头衔接时的枕额径（11.3 cm）为枕下前囟径（9.5 cm），以适应产道的最小平面，帮助胎头在骨盆腔中进一步下降。

四、内旋转

中骨盆前后径大于横径。左枕前位时，肛提肌收缩，将胎头枕部推向阻力小、部位宽敞的前方，枕左前位的胎头向前旋转45°（即向中线旋转45°），后囟转至耻骨弓下，称为内旋转。第一产程末期完成内旋转动作。

附屈和内旋转是胎儿为了通过中骨盆这个最为狭窄的空间被动进行的动作，个别胎儿在中骨盆平面上由于胎儿没有低头附屈，或没有旋转，或旋转方向错误，最终导致难产，只能借助剖宫产分娩，由此也体现了"适者生存"这个亘古不变的道理。

五、仰伸

当胎头完成俯屈和内旋转后，顺利通过骨盆最狭窄平面到达了骨盆的出口平面，子宫的收缩力结合腹肌、膈肌的收缩力，迫使胎头向下，而骨盆肛提肌的收缩力，又迫使胎头向前，在两者共同的合力下，使胎头沿骨盆轴下降至骨盆的出口平面，胎头的枕部下降到达耻骨联合下方，在宫缩力和腹肌、膈肌的收缩力下，胎儿枕部以耻骨弓为支点逐渐仰伸，胎儿的顶、额、鼻、口、颏相继从阴道口娩出。

六、复位与外旋转

胎头娩出后，胎儿的双肩径沿骨盆左斜径下降，为使胎头矢状缝与肩径保持正常的垂直关系，胎儿的枕部继续向左旋转45°，称为复位。

胎肩在骨盆腔内继续下降，前肩即右肩，向前向中线方向旋转45°，胎儿的双肩径转成与骨盆出口前后径相一致的方向，胎儿枕部需在外继续向左旋转45°，以保持胎头矢状缝与肩径的垂直关系，称为外旋转。

七、胎儿娩出

胎头完成外旋转后，前肩（即右肩）在耻骨下方娩出，继之后肩（即左肩）从会阴前娩出。双肩娩出后，胎体及胎儿下肢以侧位的姿势娩出。

这七个步骤是分娩的关键环节，产妇要经历十余个小时的疼痛，宫内的胎儿也要经受不断增强的宫缩考验。直至听到第一声的"哇哇"啼哭，才宣告这个新生命的到来。看似弱小的身躯里，隐藏着无穷的奥秘和旺盛的生命力，从此开启他/她人生的旅程。

【小贴士】

1. 决定顺产的因素有哪些?

决定分娩的四因素包括产力、产道、胎儿和孕妇的精神心理因素，产妇具备了充沛的产力、适合的产道、适中的胎儿大小和良好的心理状态，就一定能顺产吗？答案是并非如此。另外，很多孕妇在分娩前最为关注的是胎儿的体重，认为只要体重小就一定能顺产，这也是对阴道分娩的误解，因为决定是否能顺产的最关键因素是在产程中上述四项因素的恰当配合。

首先，产妇对于分娩要有正确的认识，对于医护人员要有充分的信任，对于阴道分娩要有足够的信心；其次，当产程发动后，宫缩过强则会导致胎儿窘迫，宫缩过弱则对宫口扩张毫无作用，只有适当的宫缩才能帮助胎儿很好地下降和宫口开大；最后，胎儿先露部在骨盆内适应骨盆不同平面特点被动转动，利用自身头部最小径线通过骨产道，这个过程就是文中介绍的胎儿的分娩机转，也是"适者生存"的最好诠释。

2. 胎儿双顶径大于骨盆出口横径，还能阴道分娩吗?

很多孕妇会纠结自己的骨盆出口横径8.5 cm，胎儿的双顶径已经9.0 cm，明明前者小于后者，但此时医生仍会给出阴道分娩的建议，这是为什么呢？其实，胎儿颅缝和囟门未闭合，胎头会在产道中发生塑形，通过颅缝轻度重叠缩小头颅体积，从而通过骨盆出口。举个现实生活里的例子，如果你买一个成形的写字台，商家会要求你仔细测量门框的尺寸，唯恐搬不进来，但是如果你买一个毛绒玩具，即便巨大，也不用担心进门的问题。当然，也有极端的例子，脑积水的胎儿头颅过大，即便塑形也超出了试产的范围。

3. 最初的"顺产"为何后期会变成了"难产"？

在孕 37 周时，产科医生会进行骨盆测量和胎儿大小的估测，结合整个孕期保健的化验及辅助检查，给出生产方式的建议。此时如果医生建议"阴道分娩"，但产程中却出现"难产"甚至要"剖宫产"时，很多孕妇及家属不能理解。在学习了本章节后，应该明白，目前只能用外测量的方式对孕妇的产道进行一个大致的测量，无法获得骨盆内部结构的精准数据。对胎儿体重也是一个估测，通过超声只能获得胎儿径线的长短，推算出体积，但没有密度不能精准获得重量，况且胎方位随着产程的进展也时时发生变化，更不会听从外界医护的指令。上述这些不能提前预知的因素造成了分娩结局的差异。

4. 怀孕期间应该做些什么运动可以帮助顺利生产和自然生产？

学习决定阴道分娩的四因素后，自然可以懂得在怀孕期间，合理的科学饮食、适当的体重控制、恰当的运动、良好稳定的分娩信心、尽可能预防妊娠并发症的出现是帮助孕妇顺利度过分娩难关的关键。

第二章　敬畏生命，尊重死亡

——生命与健康

人类的生命从哪里开始？人类的生命开始于一个小小的受精卵，受精卵在子宫内的发育过程是一个极其复杂而又非常神奇的过程，这个过程打开了生命繁衍的乐章。当胎儿在子宫内发育成熟，伴随一声啼哭，可爱的宝宝呱呱坠地，从此开始了人生旅程。

第一节　年龄分期

人类从出生到死亡经历着一个漫长而连续的过程，在此过程中机体的解剖结构、生理特点和心理变化都发生着不断的改变，通常根据年龄将人的一生分为 11 个期，各期之间既有区别又有联系，也有部分重叠。不同年龄时期，人的生理功能和心理行为等各有不同。了解各年龄分期及其特点，有助于采取适当保健措施，更好地维护健康。

一、胎儿期

从受精卵形成至分娩断脐属于胎儿期。从孕妇末次月经的第 1 天算起，至胎儿分娩的 40 周。37 周≤胎龄＜42 周的新生儿，称为足月儿。一般以妊娠初至第 8 周为胚胎发育期，此时期经历了受精卵开始分化到胚胎大体成形。从妊娠第 8 周至出生，称为胎儿期，此时期的特点是组织及器官的迅速生长和功能渐趋成熟。

胎儿期完全依靠母体生存，孕母的健康对胎儿的存活和生长发育有直接影响，因此孕期保健必须从妊娠早期开始。

国内普遍将胎龄满 28 周至出生后足 7 天这段时间称为围生期。这一时期包括胎儿晚期、分娩过程和新生儿早期，是小儿经历巨大变化、生命遭受危险最大的时期。此期的胎儿及孕母的死亡率是衡量一个国家或地区卫生水平、产科和新生儿科质量的重要指标，也是评价妇幼卫生工作的一项重要指标。

二、新生儿期

自胎儿娩出脐带结扎至出生后28天，称为新生儿期。新生儿期包含于婴儿期之内，是人类脱离母体独立生活的开始阶段。由于新生儿机体发育尚未成熟，受内、外环境的影响较大。因此，此期小儿的发病率高，常并发产伤、感染、窒息、出血、溶血及先天畸形等疾病，且死亡率高，尤其是早期新生儿（生后第1周）。由此，应加强新生儿护理，预防各种疾病发生。

三、婴儿期

自胎儿娩出脐带结扎至1周岁，称为婴儿期。此期是小儿体格发育最迅速的时期。到1岁时，儿童体重可长到出生时的3倍，身高可长到出生时的1.5倍。由于生长迅速，需要营养物质较多，但小儿消化功能尚未完善，易发生消化不良和营养缺乏。婴儿出生6个月后，从母体获得的抗体逐渐消失，自身免疫功能又未发育成熟，易患各种传染病，故应提倡母乳喂养，按期进行预防接种。

四、幼儿期

自满1周岁至满3周岁，称为幼儿期。此期小儿体格发育速度相对减慢，中枢神经系统发育加快，特别是活动能力增强，与周围环境接触增多，促进了语言和思维的发育，但对各种危险的识别能力差，故应防止各种意外，如创伤和中毒。此期小儿食物种类逐步转换，应加强营养和喂养指导。同时应重视传染病预防工作。此期小儿的可塑性较大，应注意培养良好的生活习惯和卫生习惯。

五、学龄前期

自满3周岁至6～7周岁入小学前，称为学龄前期。此期体格发育进一步减慢，但智力发育加快，求知欲强，故应重视学前的科学知识和思想品德教育。幼儿进入托幼机构，应注意眼和口腔卫生，预防传染病发生。

六、学龄期

6～7岁至进入青春期前，称为学龄期。此期在小学学龄期，儿童体格发育稳步增长，除生殖系统外各器官外形均已与成人接近，智力发育进一步加速，肌肉发育加强，动作较为精巧；大脑皮质发育完善，求知欲、理解力和学习能力大为增强，应在学校和家庭教育中使他们在德、智、体、美、劳各方面得到全面发展。此期小儿乳牙全部更换，故要加强卫生指导，注意预防龋齿。同时注意保护视力，预防近视。

七、青春期

女孩从 11 ~ 12 岁至 17 ~ 18 岁，男孩从 13 ~ 14 岁至 18 ~ 20 岁，称为青春期。此期的开始与结束年龄在不同个体间可相差 2 ~ 4 岁。青春期孩子体格生长再次加速，出现第二个高峰。生殖系统迅速发育，并趋于成熟。但由于神经内分泌调节不稳定，精神、行为和心理方面的问题开始增加，故在这一时期，除供给足够的营养，加强体育锻炼和道德品质教育外，还应重视和加强青春期保健，进行青春期生理卫生和心理卫生知识的宣传教育，使青少年的身心都能健康成长。

八、青年期

青年期一般是指 14 ~ 15 岁至 27 ~ 28 岁的时期。大体可分为三个阶段：14 ~ 15 岁至 17 ~ 18 岁为青年初期；17 ~ 18 岁至 24 ~ 25 岁为青年中期；24 ~ 25 岁至 27 ~ 28 岁为青年晚期。青年期是个体由不成熟走向成熟的过渡阶段。处于这个时期的青年，个体生理发育逐步达到成熟，自我意识也逐渐成熟，世界观初步形成。但是他们在行为控制上还不够成熟，当其情感受到较强烈的触动时容易发生冲动，故需要成年人进行正确引导。

九、成年期

成年期一般是指从 24 ~ 25 岁起到 60 岁的时期。通常人们又把这一时期划分为两个阶段：成年前期，从 24 ~ 25 岁到 40 岁；成年后期，从 40 岁到 60 岁。成年期身心发展变化比较平稳，多数人的生理功能在 25 ~ 30 岁达到最佳，30 岁以后开始缓慢下降。成年人成家立业，组织家庭，承担社会责任，是社会的中坚力量，也是社会物质和精神财富生产的主力军。

十、围绝经期

女性围绝经期（更年期）是指妇女从性腺功能衰退开始至完全丧失为止的一个转变时期，一般多发生于 45 ~ 55 岁。目前建议用"围绝经期"的新定义来取代"更年期"一词。"围绝经期"短至 2 ~ 3 年，长可达 8 ~ 12 年。在这段时间，由于性激素波动或减少，可导致一系列以自主神经系统功能紊乱为主的不适表现，同时伴有神经心理症状，需要心理调适，必要时可予以药物治疗。部分男性由于雄性激素的分泌逐渐减少，也会经历男性围绝经期的临床症状。但男性不存在绝经等围绝经期开始的信号，症状也不如女性明显，其出现症状的概率也比女性低。

十一、老年期

老年期是从 60 岁至死亡这一时期。它标志着人体生理与心理的老化过程。生理老化主要表现在人体结构成分的变化和组织器官功能的减退和丧失。心理老化主要表现在感知觉衰退、记忆力衰退、思维衰退、意志衰退、消极情绪和情感增多、性格改变等各个方面。在这段时期，既要从物质和精神上关注和解决老年人的需求，也要通过各种方式，鼓励老年人保持积极乐观的心态，组织发挥老年人的余力，使他们能继续为社会作贡献。

第二节　健　康

一、健康的定义

什么是健康？无病即健康？舒适即健康？生理功能正常即健康？还是生理活动、心理活动正常即健康？其实这些都只是健康的微观概念。世界卫生组织（WHO）1946 年提出的健康定义为：健康不但是没有躯体疾病和身体缺陷，还要有完整的生理、心理状态和良好的社会适应能力。1989 年，WHO 又对健康重新进行了定义，提出健康不仅是身体没有疾病，而且包括躯体健康、心理健康、社会适应良好和道德健康。由此可见，健康不仅仅是指躯体健康，还包括心理、社会适应、道德品质健康，这几个方面相互依存、相互促进、有机结合。当人体在这几个方面同时健全，才算得上真正的健康。

WHO 对健康的定义细则（其中前四条为心理健康的内容，后六条则为生物学方面的内容）：①有足够充沛的精力，能从容不迫地应对日常生活和工作的压力而不感到过分紧张；②处事乐观，态度积极，乐于承担责任，事无巨细不挑剔；③善于休息，睡眠良好；④应变能力强，能适应外界环境的各种变化；⑤能够抵抗一般性感冒和传染病；⑥体重得当，身材均匀，站立时头、肩、臂位置协调；⑦眼睛明亮，反应敏锐，眼睑不易发炎；⑧牙齿清洁，无空洞，无痛感，齿龈颜色正常，无出血现象；⑨头发有光泽、无头屑，肌肉、皮肤有弹性。

二、健康的影响因素

健康受多方面因素影响，包括生物因素、心理因素、环境因素、社会卫生服务因素等。

（一）生物因素

影响健康的生物因素包括生物性致病因素、遗传因素和其他因素。

1. 生物性致病因素

生物性致病因素包括常见的各种致病性微生物（如病毒、支原体、立克次体、细菌、螺旋体、真菌等）和寄生虫（如原虫、蠕虫等），它们是常见的致病因子。这些因素致病力的强弱，除了与其入侵机体的数量有关以外，还取决于它们的侵袭力和毒力。

2. 遗传因素

人类受精卵继承来自双亲的23对染色体，这些染色体传递由脱氧核糖核酸（DNA）组成的遗传信息。这些DNA片段构成了基因，已知人体的生长发育和功能是受2万~2.5万个基因控制的。基因位于染色体上，一条染色体上有多个基因，基因在染色体上呈线性排列。等位基因和相同基因位于同源染色体的相同位置上，非等位基因位于染色体的不同位置上。基因可在细胞复制时发生各种差错，也可因外界因素作用产生突变。

突变的基因可以有害，或为中性，少数也可能有益。20世纪80年代后期科学家已将人类4550余种性状与特定的基因联系起来，90%的性状与疾病有关，只有少数性状属于正常变异，其中真正危及人类健康的遗传病有1300余种。

遗传因素的作用包括主要基因、特异性基因和染色体畸变的影响。当代由于环境污染、生态平衡遭到破坏，基因突变频率增高，人群中致病基因增加。已知遗传病有4000多种，其中的遗传方式大多已阐明。由遗传因素为主引起的疾病可分为单基因遗传病、多基因遗传病和染色体病三大类。

3. 其他因素

人体的健康还受其他生物因素的影响，例如不同年龄、不同性别，健康状况或易患疾病均有区别。

（二）心理因素

1977年，美国罗切斯特大学医学院精神病学和内科教授恩格尔（G. L. Engel）在《科学》杂志上发表了题为《需要新的医学模式：对生物医学的挑战》的文章，批评了现代医学即生物医学模式的局限性，指出这个模式不能解释并解决所有的医学问题。为此，他提出了一个新的医学模式，即生物—心理—社会医学模式。

目前，人们已充分认识到心理因素对健康的影响。人的情绪引起的生理反应是多方面的，它包括自主神经系统的改变、内分泌功能的改变和躯体运动功能的改变。积极的心理状态，对身体健康有保持和促进作用，而消极的心理状态，如紧张、焦虑会引起人体各种不适。

（三）生活方式因素

生活方式指在一定环境条件下所形成的生活意识和生活行为习惯的统称，包括饮食、起居、娱乐方式和参与社会活动等。生活方式受一定社会文化、经济、风俗、家庭影响。不良生活方式，如吸烟、吸毒、酗酒、不良的饮食习惯、不良的性行为等，会危害人们健康，导致疾病，甚至死亡。而良好的生活方式，如规律生活、注意卫生、合理膳食、适当锻炼，可以促进身体保持健康、良好的状态。

（四）环境因素

环境因素包括自然环境与社会环境，人类健康问题与生存环境休戚相关。污染、人口和贫困是当今世界面临的严重威胁人类健康的三大社会问题。良好的环境是人民健康的根本保证。

（五）社会卫生服务因素

一个国家的社会卫生服务的范围、内容与质量直接关系到国民健康问题。世界卫生组织把卫生保健服务分为初级、二级和三级，实现初级卫生保健是当代世界各国的共同目标。其基本内容：①健康教育；②供给符合营养要求的食品；③供给安全用水和基本环境卫生设施；④妇幼保健和计划生育；⑤开展预防接种；⑥采取适用的治疗方法；⑦提供基本药物。这些卫生服务为人类健康提供了根本性的保障。

三、亚健康状态

健康的机体处于相对稳定、平衡状态。稳态包括机体内部的稳定（内环境的稳定）和机体与外界环境关系的稳定（机体对自然和社会环境的适应）。当机体的稳态被破坏，健康状况就会受到影响，出现不适表现。

过去人们认为，只要没有疾病就是健康。随着人类对健康理念和认识的不断发展，开始有越来越多的研究把注意力放在健康与疾病之间的灰色领域，即亚健康状态。

亚健康状态多指无临床特异症状和体征，或者出现非特异性主观感觉而无临床检查证据，但已有潜在发病倾向信息的一种机体结构退化和生理功能减退与心理失衡的状态。

亚健康状态由四个要素构成：①排除疾病原因的疲劳和虚弱状态；②介于健康与疾病之间的中间状态或疾病前状态；③在生理、心理、社会适应能力和道德上的欠完美状态；④与年龄不相符的组织结构和生理功能的衰退状态。

根据亚健康状态的临床表现，可以将其分为以下三种：①以疲劳、睡眠紊乱或疼痛等躯体症状表现为主；②以抑郁或焦躁不安、急躁易怒或恐惧胆怯，或短期记忆力下降、注意力不能集中等精神心理症状表现为主；③以人际交往频率减低，或人际关系紧张等社会适应能力下降表现为主。

上述三条中的任何一条持续发作 3 个月以上，并且经系统检查排除可能导致上述表现的疾病者，可分别被判断为处于躯体亚健康、心理亚健康、社会交往亚健康状态。临床上，上述三种亚健康表现常常相兼出现。

健康、亚健康和疾病之间存在一定的关系。当机体处于亚健康状态时，可通过休息调整等方法恢复到健康状态。当然，如果机体长时间处于亚健康状态，没有及时干预，则可能进一步发展为疾病状态。

因此，对处于亚健康状态的人群，应进行积极的干预，可以改善其生活体验，还能够预防疾病发生。

第三节 疾病观与死亡

一、疾病观与疾病概念

所谓疾病观是人们对疾病的总的看法。疾病理论源远流长，早在原始社会，人们就认识到疾病是一种不正常现象，并将疾病分为三类：①自然病因性疾病；②与人的行为有关的疾病；③由超自然的力量所致的疾病。同时，将病因分为五类：①巫术；②违犯宗教禁忌；③异物侵犯；④妖魔侵犯；⑤灵魂丧失。

随着人类的进步和社会的发展，人们对疾病的认识不断提高。西方医学奠基人古希腊医学家希波克拉底提出了四体液学说，认为人体的疾病是血液、痰液、黄胆汁和黑胆汁四者的失衡所致，而某些环境因素如季节变化、风向和饮食等直接影响四体液的平衡，因此影响人体健康。我国传统医学中的阴阳五行学说认为阴阳相互联系，相互矛盾，并保持平衡，五行相生相克并相互协调，否则就是病态。古罗马医师盖伦继承了希波克拉底的疾病理论，他认为正常情况下机体各部分处于平衡和协调状态，内环境因素的改变会打破机体平衡而发生疾病。2 世纪到 16 世纪，盖伦的疾病理论一直占有相当突出的地位。

19 世纪细菌的发现和病原理论的产生使疾病理论发生了深刻的变化。当时认为疾病是由细菌所致，每种疾病都有与之相对应的病原菌。20 世纪中叶以提高免疫和抗生素的应用为主要方式的群众性防治取得了空前的效果，那时人们对根除疾病抱有乐观态度。

然而，随着医学的发展，人们逐渐发现生物性因素导致疾病理论的局限性。20

世纪中叶，急性传染病基本得到了控制，而许多与细菌感染无关的慢性疾病占据首位，疾病谱发生了显著改变，使人们认识到疾病是人类难以避免的生命现象，大多数疾病是非生物因素导致的。

医学家、流行病学家和社会学家共同努力，积极参与了与疾病的斗争。医学从生物医学模式逐渐转变为生物—心理—社会医学模式。

由此可见，疾病理论的发展是一个由唯心到唯物、由局限到全面、由生物性到社会性的过程。

疾病定义的过程也是复杂的。经过几千年对疾病的认知探索，现代疾病观认为，疾病是机体身心在一定内外因素作用下所出现的一定部位功能、代谢或形态结构的改变，表现为损伤与抗损伤的过程，是机体内部及机体与环境间平衡的破坏，机体正常状态的偏离或终结。

二、死亡概念和脑死亡判定标准

死亡由哲学提出概念，医学提出标准，伦理学予以支持，法律赋予认可。从生物学角度来看，死亡是生命的终结，是生物体生命活动（新陈代谢活动）完全的、不可逆的停止。传统的医学观念认为，人的个体死亡都是心脏不可逆停止跳动的结果，称为心脏死。在有些个体死亡过程中，呼吸停止先于心跳停止出现，称为呼吸死。传统医学的死亡概念，以心跳和呼吸不可逆的停止作为个体死亡的标准。

然而，随着医学科技的发展，患者的心跳、呼吸、血压等生命体征都可以通过一系列药物和先进设备加以逆转或长期维持。心跳、呼吸停止者并不意味着必然死亡，而心跳、呼吸功能尚存或可被动维持者也不意味着必然生存，从根本上动摇了传统医学死亡概念，并出现了"脑死亡"概念。

脑死亡是全脑功能包括脑干功能的不可逆终止。人体的呼吸中枢位于脑干，如果脑干发生结构性破坏，会直接导致呼吸功能停止，无论采取何种医疗手段都无法挽救患者生命。脑死亡一旦发生，个体完全复苏便不可能，注定了机体其他各器官系统将很快相继发生衰竭、死亡，这种变化是不可逆转的。脑死亡后即使心跳、呼吸仍可被动维持，人的思想、信念、意志行为等社会属性已完全消失，作为社会的人已不复存在了。所以，脑死亡更全面、更准确地反映了人的个体生命终结的实质。因此，以脑死亡作为个体死亡的标准更为严谨和科学。

1968 年，美国哈佛大学医学委员会提出了脑死亡的概念与标准。此后，世界上许多国家的医学界相继支持并采用和完善了这一标准。20 世纪 70 年代，我国开始了对脑死亡判定的理论研讨与临床实践。2012 年 3 月，国家卫生和计划生育委员会批准首都医科大学宣武医院作为国家卫生和计划生育委员会脑损伤质控评价中心。2013年，该中心在10年来脑死亡判定临床实践与研究的基础上，对以往相关文件进行了修改与完善，制定了新的《脑死亡判定标准与技术规范（成人质控版）》。2019年，国家卫生健康委员会脑损伤质控评价中心以5年临床实践为基础，以病例质控分析结果为依据，以专家委员会、技术委员会和咨询委员会意见为参考，修改完善并推出《中国成人脑死亡判定标准与操作规范（第二版）》，其中脑死亡判定标准如下所述。

（一）判定先决条件

（1）昏迷原因明确。

（2）排除了各种原因的可逆性昏迷。

（二）临床判定标准

（1）深昏迷。

（2）脑干反射消失。

（3）无自主呼吸：依赖呼吸机维持通气，自主呼吸激发试验证实无自主呼吸。

以上三项临床判定标准必须全部符合。

（三）确认试验标准

1. 脑电图（electroencephalogram，EEG）

EEG显示电静息。

2. 短潜伏期体感诱发电位（short-latency somatosensory evoked potential，SLSEP）

正中神经SLSEP显示双侧N9和（或）N13存在，P14、N18和N20消失。

3. 经颅多普勒超声（transcranial Doppler，TCD）

TCD显示颅内前循环和后循环血流呈振荡波、尖小收缩波或血流信号消失。

以上三项确认试验至少两项符合。

脑死亡可以更科学地判定人的死亡，有利于器官移植的进行，并可以减轻家庭、社会的负担，因此已被多数西方国家所接受，并以法律、法规等不同形式加以界定，以保障现代医疗实践的顺利进行。正确认识脑死亡的概念和判定标准，对推动医疗实践、促进社会进步是十分必要的。

【小贴士】

----

1. 预产期如何计算？

由于大多数孕妇难以准确地判断受孕的时间，所以医学上规定，以末次月经的第1天起计算预产期，其整个孕期共为280天（40周），当然不一定40周准时分娩，孕 37 ～ 42 周分娩均属足月儿。由于每位女性月经周期长短不一，所以推测的预产期与实际预产期有 1 ～ 2 周的出入也是正常的。预产期一般根据末次月经计算：末次月经日期的月份加 9 或减 3，为预产期月份数；天数加 7，为预产期日。例如：末次月经为 2020 年 12 月 1 日，则预产期为 2021 年 9 月 8 日。

2. 脑死亡和植物状态的区别？

脑死亡是全脑功能包括脑干功能的不可逆终止，特征是深度昏迷，且无自主呼吸，必须用呼吸机维持，脑干反射全部丧失，脑电图呈一条直线。

植物状态是大脑皮质处于没有自知力、没有思维的昏迷状态，但是脑干仍具有功能，可维持身体的代谢、呼吸、心跳、血压等。

第三章　黄金几分钟

——心肺复苏术

第一节　概　述

一、古代急救复苏术

有人说，人从出生开始就在走向死亡，这话说得不无道理。但是当死亡真正来临的时候，没有人愿意坦然地接受。求生的欲望使得人们不断研究各种技术逃避死神的镰刀，急救技术由此应运而生。

大约3500年前，埃及人发明了倒挂法抢救溺水患者。人们把溺水患者的双脚倒挂在树上，头朝下，希望能够排出肺内的积水，增加氧合面积，使患者恢复呼吸。这个方法沿用了很久。直到今天，有些国家的急救指南仍然推荐使用倒挂法对溺水患者进行急救。公元17—18世纪，人们发明了马背急救法和木桶急救法。马背急救法是把溺水的患者横卧在马背上，驱赶马儿奔跑，通过颠簸产生的压力变化使胸腔和肺内的积水得以排出。木桶急救法是把患者横卧在大木桶上，施救者抓住患者的双脚来回地拉动木桶，同样通过压力的变化来使患者肺内的积水排出，恢复自主呼吸。可以说这些急救方法确实在一定程度上挽救了部分患者的生命。

我国东汉时期有位名医叫张仲景，他在医书《金匮要略》中记载了古人对自缢患者进行急救的方法："一人以脚踏其两肩，手少挽其发，常弦弦勿纵之。一人以手按据胸上，数动之。"按照对古文的理解是一个人用两只脚踩住患者的双肩，拉住患者的头发，使头后仰。另外一个人用手按压患者的胸部，持续不断地按压，这样可以挽救患者的生命。这一理论包含开放气道、持续胸外心脏按压、团队合作等要素。可见古人对心肺复苏的理解已经非常接近现代医学了。

二、现代心肺复苏术

现代社会随着科技的发展，心肺复苏术（cardio pulmonary resuscitation，CPR）也在不断地完善。人工通气、胸外按压和电除颤已经成为现代心肺复苏术的三个要素。1956年Zoll医生应用电除颤成功地抢救了一例心室颤动的患者。1958年美国人彼得·沙法（Peter Safer）证实了口对口人工呼吸优于压胸抬臂通气法。1960年又有报告14例经胸外按压而存活的病例，被称为心肺复苏的里程碑。1961年沙法更进一步将CPR整个过程分为基础生命支持、进一步生命支持及高级生命支持三个阶段。1966年，美国心脏协会（American Heart Association，AHA）发表了第一部关于心肺复苏的指南。2020年，AHA发表了最新版《心肺复苏与心血管急救指南》，在这一版急救指南发表之前经历了严格的循证医学论证。此后，全球的医学家在实践过程中又对指南的内容进行了部分更新。可以说这版指南是心肺复苏的最前沿成果。

心脏骤停是公共卫生和临床医学领域中最危急的情况之一，表现为心脏机械活动突然停止，患者对刺激无反应、无脉搏、无自主呼吸或者濒死叹息样呼吸，如果不能得到及时救治，患者将迅速死亡，也就是我们所说的心源性猝死。而及时实施心肺复苏是挽救心脏骤停患者生命的唯一方法。

在我国，心脏性猝死的发生率为每年41.84/10万人，估测每年发生SCD约50万例，每年发生心脏性猝死54.4万例。即使在美国，心脏性猝死抢救的成活率仍然小于5%。心脏骤停后，心脏泵血的功能完全丧失，血液循环停止，血氧浓度显著降低，全身组织器官处于缺血缺氧的状态，造成内环境紊乱。时间过长，就会发生不可逆的损伤。

心脏骤停后，体内各种主要器官对无氧缺血的耐受能力阈值是不同的，中枢神经系统对缺血缺氧的耐受程度最差。脑组织只占体重的2%，静息时耗氧量占人体总摄取氧量的20%，血液供应为心排血量的15%，所以最容易受到缺血缺氧的损伤。脑组织耗氧量大，能量储存少，无氧代谢能力有限。因此在正常体温下，心脏停搏4～6分钟就可以造成不可逆转的脑损伤。在心跳停止后，脑组织中的氧只够维持大约15秒。当脑组织的氧耗尽后，脑组织将只能通过葡萄糖的无氧酵解产生少量ATP提供能量。不同部位的脑组织对缺氧的耐受能力也不一样。大脑皮质可以耐受约4分钟的缺血缺氧，脑干最多可以耐受10分钟。当心脏骤停4分钟后，脑组织开始出现不可逆的损伤。当心跳停止10分钟后，脑组织死亡。所以，抢救心脏骤停的患者，有一个黄金4分钟的说法，就是基于以上的原理。

引起心脏骤停的病因主要分为心源性和非心源性两大类。心源性包括心血管疾病，如冠心病，即冠状动脉粥样硬化性心脏病；非粥样硬化性冠状动脉病，如冠状动脉口狭窄、先天畸形等；主动脉疾病，如主动脉夹层；心内膜疾病，如感染性心内膜炎、心脏瓣膜病；心肌疾病，如心肌炎；另外还有心脏肿瘤、高血压急症、肺动脉栓塞等。非心血管事件也同样可以引起心脏骤停，如外伤、理化因素致伤、溺水、自缢等。不管任何原因引起的心脏骤停，都应该尽快开始心肺复苏。

第二节　非专业人员的基础生命支持

一、基础生命支持定义

基础生命支持包括判断、呼叫、胸外按压、通气四个部分。通常经过培训都可以高质量地完成这四部分的内容。心肺复苏能否成功主要依赖于五个环节能否顺利进行，这五个环节是指识别和启动应急反应系统、即时高质量心肺复苏、快速除颤、基础及高级急救医疗服务，以及高级生命维持和心脏骤停后护理，其中的核心部分是即时高质量的心肺复苏（图 3-1）。

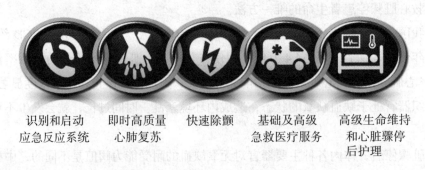

| 识别和启动
应急反应系统 | 即时高质量
心肺复苏 | 快速除颤 | 基础及高级
急救医疗服务 | 高级生命维持
和心脏骤停
后护理 |

图 3-1　高质量心肺复苏的五个环节

（引自：2015 American Heart Association Guidelines Update for Cardiopulmonary Resuscitation and Emergency Cardiovascular Care）

二、心肺复苏的环节

在进行心肺复苏前，施救者首先应对患者所在的环境进行判断。并非所有的场所都适合在现场进行心肺复苏。一些不安全的环境如高速公路车祸现场、火灾现场、地震或爆炸产生的建筑废墟、患者有触电可能的情况下都不适合现场心肺复苏操作。如果遇到上述情况，首先要把患者转运到安全的环境中再进行心肺复苏。

心肺复苏操作的第一步是对患者的意识进行评估。所有心脏骤停事件中，患者都会伴有意识障碍和倒地，倒地分为目击倒地和非目击倒地两种情况。当目击者看到患者倒地的过程时，称为目击倒地；当目击者没有看到患者倒地的过程，发现时患者已经处在倒地的状态时，称为非目击倒地。无论是目击倒地还是非目击倒地，当目击者发现患者时，首先应进行环境的评估。评估环境的目的是保护患者和施救者的安全。在现场环境不安全时，不适合进行现场心肺复苏。一旦现场环境安全，应立即判断患者的意识。判断意识的方法是轻拍患者的双肩，在患者耳边大声呼唤患者："同志，你怎么了？"（图 3-2）。

　　一旦患者有意识，如可以回答问题，或能够对施救者的刺激做出动作、出现肌肉收缩、眼球运动，说明患者有自主呼吸和心跳。这时可将患者平卧，头偏向一侧，防止患者因呕吐而窒息，然后呼叫其他人员来进行支援。需要注意的是，在等待其他救援人员到来的过程中，应每 4 分钟重复判断患者的意识状态。一旦患者的意识

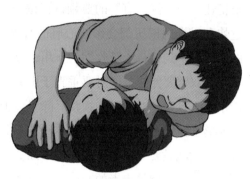

图 3-2　判断意识的方法

消失，应该马上启动紧急医疗服务系统（EMSS），呼叫其他人帮助，并拨打急救电话。患者意识消失通常提示患者呼吸循环系统可能存在严重的障碍，此时应判断患者的心跳及呼吸情况。判断心跳的方法是触摸颈动脉搏动，颈动脉搏动点位于患者喉结两侧，胸锁乳突肌内缘。施救者可以在触摸到喉结后，向一侧滑动大约 2 cm 来触摸患者的颈动脉搏动。施救者可以用中指和食指两个手指来判断，判断的时间不超过 10 秒。当患者意识丧失但是有脉搏和呼吸时，应将患者摆放在昏迷体位，然后呼叫其他人员协助救治。同样在等待救治的过程中，应每 4 分钟判断一次脉搏和呼吸的情况（图 3-3）。

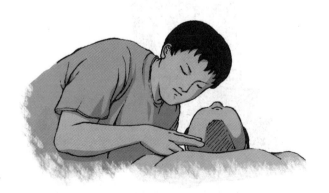

图 3-3　判断脉搏的方法

当判断患者脉搏消失时，应立即开始胸外按压。此时应将患者摆放于平卧位，尽量使患者仰卧于硬质的地面或床面上，施救者应双手交叉，十指相扣，用掌根在患者胸壁上垂直向下按压。按压的部位有特殊的要求，应该在胸骨下段的中点。可以取胸骨正中线和两侧乳头连线的交叉点，或沿肋弓向上找到剑突，在剑突上方两横指的上方进行按压。按压的时候每 30 次为一组，每 5 组的时候需要重新判断一下脉搏是否恢复。如果没有恢复，则需要再做 5 组同样的按压，直到自主循环恢复。按压的时候要记住"快、深、直"的要领进行按压：快是指按压的频率要求 100 ~ 120 次 / 分，过快和过慢的按压都会影响心脏的收缩和射血；深是指按压的深度 5 ~ 6 cm，太浅的按压起不到代替心脏收缩的作用，过深的按压容易造成肋骨骨折；直是指按压者的双手和双臂要伸直，同时要垂直于患者的胸壁，这样可以使施救者的力量最大限度作用于心脏且避免对肋骨的损伤。除了以上的要点外，还应注意以下要素：按压时掌根不能离开胸壁；放松时应保证胸壁充分回弹；按压和回弹的比例是 1：1。另外最重要的一点就是要尽量避免按压的中断。施救者要有这样的意识，在进行胸外按压时，施救者的双臂就是患者的心脏。一旦按压中断，患者就处于循环停止的状态。指南有明确规定，任何操作都应该尽量不影响按压，如果必须中断按压，中断的时间应在 10 秒以内。胸外心脏按压是一件非常耗费体力的工作，为了保证按压的高质量，避免施救者因为长时间的按压导致按压的频率和幅度下降，应每 2 分钟或 5 组胸外按压后更换施救者。进行胸外心脏按压不一定要在患者的右侧进行，施救人员可以在患者的左右两侧，轮流交替按压。同样需要注意的是，更换按压者的时候，中断的时间也不应超过 10 秒（图 3-4）。

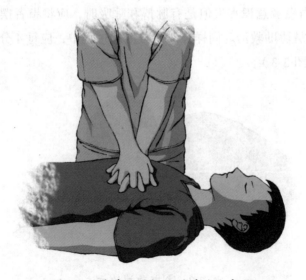

图 3-4　胸外心脏按压的手法和部位

如果条件允许，施救者应为患者进行人工呼吸。进行人工呼吸前首先应打开患者的气道（具体方法见本章第三节"专业人员的基础生命支持"），施救者用手指捏紧患者的鼻翼，正常吸一口气，用口唇包住患者的口唇，用正常呼吸的力度向患者口中吹气，吹气时间1秒。吹气完毕，应松开患者的鼻翼，使气体排出，并观察患者胸廓是否随气体逸出而活动。每30次胸外心脏按压后进行2次人工呼吸。

做心肺复苏的时候应注意，每2分钟或5组胸外心脏按压后要对患者的脉搏进行判断。判断的方法也是用手指触摸患者的颈动脉，判断的时间不能超过10秒，如果没有脉搏，则应继续做2分钟或5组胸外心脏按压后再判断。如果脉搏恢复，则要把患者摆放成昏迷体位（图3-5），等待医护人员的到来。等待的过程中每隔4分钟要重复对患者的脉搏和呼吸进行判断。

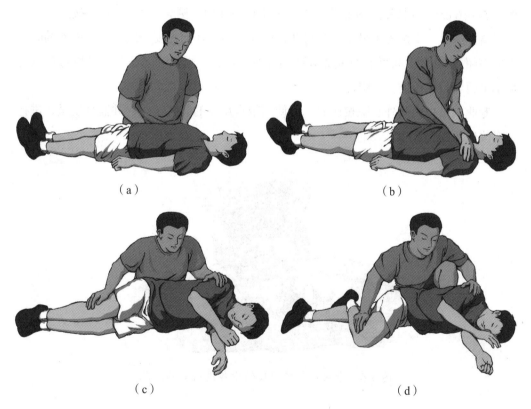

（a）　　　　　　　　　　　　　　　　　（b）

（c）　　　　　　　　　　　　　　　　　（d）

图3-5　昏迷体位的摆放步骤

第三节 专业人员的基础生命支持

一、胸外按压

专业人员的基础生命支持（basic life support, BLS）包括胸外按压和通气两大部分，在按压和通气这两部分中，按压的重要性要大于通气。当施救者一旦判断出患者心跳停止后，应立即开始胸外按压。再次强调高质量的胸外按压在心肺复苏中的重要性。

高质量的胸外按压包括：①胸外按压的位置位于胸骨下段的中点；②用掌根进行按压；③按压的方向应该垂直于胸廓；④按压的频率为 100 ~ 120 次/分，按压的深度为 5 ~ 6 cm；⑤按压后应充分回弹，按压与回弹的比例应为 1：1；⑥按压时掌根不能离开胸壁；⑦按压尽量不要被打断，如果因为操作而需要中断按压，中断的时间不应该超过 10 秒。每做 5 组或 2 分钟胸外按压后，应更换一名施救者，以避免因力量不足而导致按压质量下降。

专业人员在做胸外心脏按压时，可使用带自反馈的装置按压，并监督质量，进行实时改进（图 3-6）。

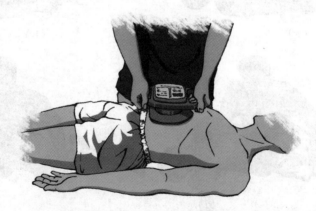

图 3-6 专业人员使用反馈设备进行心肺复苏

二、通气

专业人员区别于非专业人员进行心肺复苏之处在于专业人员必须为患者提供通气。

关于通气，首先要做的是打开气道。打开气道的目的在于降低气道由于生理弯曲而造成的阻力，保证气体能够进出气道。打开气道的方法有很多种，包括常用的仰额抬颌法、抬举下颌法等。下面具体介绍仰额抬颌法。仰额抬颌法是用一只手下压患者的额部，另一只手的示指和中指向上方抬起患者的下颌支，使患者的头部后仰，此时患者的气道接近直线（图3-7）。在开放气道时应注意：若不能排除患者有颈椎损伤，应为患者佩戴颈托，或用手法固定患者的头部，以避免在开放患者气道的过程中损伤其颈髓。

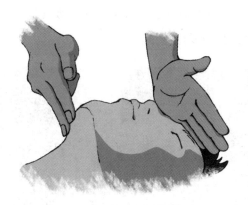

图 3-7　仰额抬颌法打开气道

通气的方法分为口对口人工通气和简易呼吸器通气。专业人员常用的通气方法是简易呼吸器通气。成人用简易呼吸器的气囊容量在 1500 ml 左右，使用的时候用单手挤压气囊 1/3 左右，每次供气 500 ～ 600 ml 即可，按压与通气的比例为 30∶2。在进行球囊通气的时候，要注意避免过度通气。许多急救人员急于恢复患者的自主心率，在进行 CPR 操作的时候容易过快、过度用力地按压球囊。要知道，我们在进行胸外按压的时候，心脏的射血量只有正常的 30%，这些血液不能满足生理需求。一旦给患者造成过度通气，会使通气血流比升高，流入脑组织的血流中氧含量过高。过高的血氧会导致脑组织血管收缩，进一步加重脑灌注不足（图3-8）。

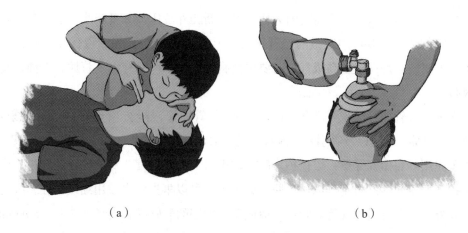

（a）　　　　　　　　　　　　　　　　（b）

图 3-8　口对口人工呼吸和简易呼吸器通气

第四节 高级生命支持

高级生命支持（advanced life support，ACLS）应在抢救单元内或由携带相应设备的急救人员在现场进行（图 3-9），ACLS 包括高级气道的建立、心肺复苏中药物的使用、高质量的胸外按压以及电除颤。

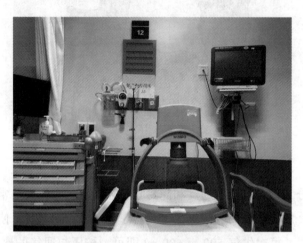

图 3-9 急诊抢救单元

高级气道是与一些简单气道相比较而言的，如球囊面罩等。高级气道包括食管—气管联合导管、喉罩、气管内插管等，根据现场的情况可以选用不同的设施，一般常用气管内插管。但在遇到困难气道或一些医务人员未经良好的气管插管训练时，可以选用食管—气管联合导管。另外，喉罩操作起来与气管插管效果相当，可以作为高级气道使用。

高级气道的优点：①不需要因为通气而中断胸外按压。②可能改善通气和氧合，降低误吸的风险。③可用定量的二氧化碳图形监测 CPR 的质量，以优化胸外按压的质量。主要缺点是在建立高级气道时要中断胸外按压，同时有将气管插管误插入食管的风险。

在进行气管插管前需要准备好以下物品：气管插管、导丝、听诊器、喉镜、注射器、牙垫、开口器、胶布以及吸引器。插管前需要取出活动的义齿，对于门齿缺失的患者，可以预先用纱布做好牙垫，以保护牙龈并取得最大的张口度。对于松动的牙齿，应尽量保护不至于脱落。对于难以避免脱落的牙齿，可以事先取出或用细线绑住，线尾留于口腔外。选择合适的气管导管：一般成年男性用的气管导管内径为 7.5 ~ 8.0 mm，女性为 7.0 ~ 7.5 mm（图 3-10）。

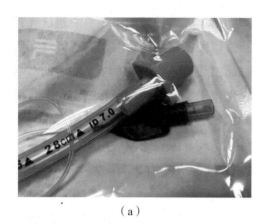
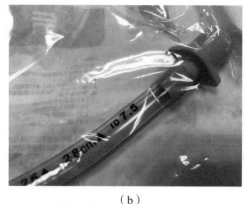

（a） （b）

图 3-10 不同型号的气管插管

插管前要了解气囊有无漏气，在打开包装以后，不要急于把气管插管拿出来，首先要检查气管插管气囊的密闭性。用注射器将 15 ml 的空气注入气囊里，然后检查气囊的完整性。确认囊的完整性良好后，要把空气从气囊内抽干（小儿患者的气管插管内径为年龄 /4+4 且没有气囊）。插管时患者的体位在没有颈髓损伤的情况下，应取仰卧位，肩背部垫高约 10 cm，使口腔、咽部气管接近一条直线。如果怀疑有颈髓损伤，不做头颈部后仰的动作，由一名助手保持头部稳定，保护颈髓。

接下来要检查喉镜。喉镜叶片的选择是根据患者的体型而决定的。当患者是瘦高体型的时候，要选择较长的叶片。当患者的颈部比较短小的时候，要选择相对较短的叶片（图 3-11）。在选择好大小合适的叶片以后，要检查叶片上的灯泡是否完好。正确地放置叶片可以看到灯泡亮起，要反复地开合检查灯泡是否灵敏，然后将喉镜放置一旁备用。还要准备好固定器官插管的胶布，一般需要撕 20 ~ 30 cm 的胶布两条。

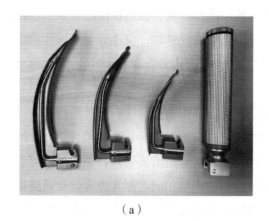
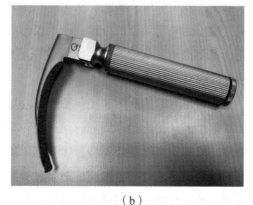

（a） （b）

图 3-11 不同型号的喉镜叶片

下面准备为患者进行气管插管。首先要在气管插管内置入导丝。置入导丝的目的是使气管插管有一定的硬度，并且变得可以塑形，置入导丝的末端不能超过气管插管的尖端，置入导丝以后要把导丝的尾端折弯以便固定。这个时候右手持气管插管，左手拿喉镜，可以用手指扒开患者的口唇，气管插管的时候喉镜要从患者的右侧口角进入患者的口腔置入合适的深度，并且向上水平提起喉镜以便暴露声门。右手从右侧口角置入气管插管，当气管插管置入声门后，首先要拔出导丝，然后在气囊内注入适当的空气，注入空气的量一般在 10 ~ 15 ml。注入空气后用手检查气囊硬度，一般来说气囊的硬度相当于我们鼻尖的硬度。气囊的推荐压力应大于 20 cmH_2O（1 cmH_2O=0.098 kPa），一般维持在 25 ~ 35 cmH_2O。

置入气管插管以后，要观察气管插管的深度。气管插管的深度在 21 ~ 23 cm。置入气管插管以后，请助手来进行通气。操作者要听取患者两侧肺部包括两侧的肺间、腋下以及剑突下的呼吸音。判断气管插管置入正确的提示：两侧呼吸音对称，从气管插管内可见患者呼出的水汽。在接入呼气末二氧化碳检测仪时，可看到指数变化。判断好气管插管的位置正确后，要置入牙垫。牙垫的尖端一端长一端短，一定要注意长的那一端要面向操作者。置入牙垫时注意一定不要挤压到患者的嘴唇。置入牙垫后方可取出喉镜。置入牙垫的目的是防止患者的牙齿把气管插管咬瘪或咬破，影响通气。一些加强型的气管插管管壁较硬，本身就具有防止被咬坏的功能，可不置入牙垫。最后要用胶布把气管插管和牙垫固定牢固。在固定好气管插管后，以每 6 秒一次的频率为患者通气。

持续正压通气是对自主呼吸停止最有效的抢救措施。当高级气道建立后，复苏过程中应给予100% 的氧气进行通气，复苏成功后不应该长时间给予高浓度的氧气吸入。吸入氧浓度应该根据氧饱和浓度来调解，尽量使氧饱和度维持在94%。过高的动脉氧分压会减少脑血流灌注，从而不利于神经系统功能的恢复，推荐使用呼气末二氧化碳持续监测气管导管的位置。使用仪器或带子固定气管导管时，应注意避免压住颈部前面和侧面。每天要检测 2 ~ 3 次气囊压力，气囊内的压力 < 30 mmHg，以避免出现气管内壁的缺血坏死。

心肺复苏时给药的途径包括外周静脉给药、骨髓腔内给药、中心静脉给药和气管插管内给药。①通过外周静脉给予复苏药物的时候，应当在给药后静脉推注 20 ml 的液体，以利于药物从外周静脉运送到中心循环。②骨髓通道给药通过骨髓腔提供可靠的静脉丛通路。骨髓腔给药的剂量和外周静脉给药的剂量相同。小儿患者静脉通路难以建立的时候常常使用骨髓腔内给药，但没有证据表明优于静脉给药。③中心静脉通路可以使血药峰浓度更高，药物进入循环的时间更短，还可以用于检测静脉氧饱和度和估算中心静脉压（CVP）。④气管插管内给药仅仅作为无法建立静脉通路和骨髓腔内通路的备用方法。气管内给药的药量应该是静脉给药的 2～2.5 倍。在使用肾上腺素的时候应该将药物用 5～10 ml 注射用 0.9% 氯化钠溶液稀释后注入。

心肺复苏时常用到以下几种药物：首先是肾上腺素。在处理室颤、无脉性室速、无脉性电活动或心室停搏的时候常常用到。可以提高自主循环恢复率，但不能增加神经功能恢复正常的出院存活率。肾上腺素要每 3～5 分钟静脉给药一次，一次 1 mg，或者通过气管插管内每 3 分钟给予 2～2.5 mg。第二种药物是血管升压素，一次使用 40 U，在效果上与肾上腺素一样，可以替代第 1 剂和第 2 剂的肾上腺素。但是由于血管升压素在许多医疗机构中不易获得，且在心肺复苏中对于自主循环恢复并不优于肾上腺素，目前已经不推荐常规使用。此外，常用的抗心律失常药有胺碘酮。胺碘酮用于反复除颤治疗无效的室颤和无脉性室速的患者，可以提高入院率，首次剂量 300 mg 静脉注射。如果无效可以重复 150 mg 静脉注射。过去在心肺复苏的时候还常常用到利多卡因，现在利多卡因仅适用于室颤和无脉性室速导致的心脏骤停患者。首次剂量 1～1.5 mg/kg 静脉注射。如果室颤、无脉性室速持续存在，重复使用时 0.5～0.75 mg/kg 静脉注射。最大剂量 3 mg/kg。在心肺复苏期间，如果条件允许，可以进行一些生理参数的监护。在此期间，如果中心静脉血氧饱和度低于 30%，或者呼气末二氧化碳（$ETCO_2$）低于 10 mmHg 常常提示自主循环恢复的失败。如果条件允许，还可以监测冠状动脉灌注压，若低于 15 mmHg，同时也提示自主循环恢复失败。可考虑通过优化胸外按压参数和给予血压加压药的方法来改善 CPR 的质量。

什么时候可以终止心肺复苏？指南中并没有明确规定心肺复苏终止的时间。心肺复苏的终止应综合考量患者的疾病和家属的意愿。呼气末二氧化碳测定值具有一定参考价值，但也仅是参考，不能作为终止心肺复苏的证据。通常，进行高级生命支持 20 分钟后，患者还没有生命迹象，复苏的工作即可终止。我国也有相应的规定，当患者达到以下全部标准时，可考虑终止心肺复苏：①心脏骤停时无目击者；②无目击者的 CPR；③野外实施完整的 ACLS 后，无自主循环；④未使用 AED 除颤。

第五节　心脏电复律

一、概述

心脏电复律是用电能治疗异位心律失常，使之转为窦性心律的一种方法。原理是用高功率与短时限的电脉冲，通过胸壁或直接通过心脏，在短时间内使全部心肌纤维同时除极，中断折返通路，消除异位兴奋灶，使具有最高自律性的窦房结重新控制心律，转复为正常的窦性心律。目前常用的是双向波电复律，其优点是首次电击成功率高，选择的能量较小，电流峰值较低或相对恒定，对心功能的损伤轻微。

大部分猝死患者的死因是心源性疾病。而大多心源性疾病在心跳停止之前要经历心室颤动（简称室颤）的过程。在为患者进行胸外按压的时候，最多只能使心脏提供正常状态下 30% 的心排血量，这些血液无法满足机体的需要。但可以为患者赢得一定的抢救时间，以获取除颤仪（图 3-12）除颤的机会。所以，除颤的时机是治疗室颤的决定因素。每延迟 1 分钟，复苏的成功率就会下降 7% ~ 10%。当遇到心脏骤停的病例时，第一位到达现场的急救者应立即开始胸外按压进行 CPR 操作，第二位急救者应获取和打开除颤仪，放置电极板或电极帖检查心律，检查心律应快速完成。如看到规律的心电活动则检查脉搏，如脉搏不确定，应继续进行胸外按压。若仅有一名急救人员，则应依患者为目击倒地或非目击倒地而不同。对于目击倒地的患者，多是由于室颤或无脉性室速引起，应尽早除颤，以恢复心律。若为非目击倒地，由于心肌已经严重缺氧，此时除颤效果不佳，应先进行 5 组或 2 分钟的胸外按压以改善心肌供血，然后再使用除颤仪判断心律。

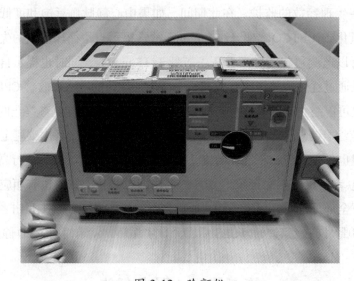

图 3-12　除颤仪

二、除颤仪

常用的有除颤仪和自动体外除颤仪（automated external defibrillator，AED）。除颤仪主要由三部分构成。第一部分是为它提供能量的电池，第二部分是显示屏和控制面板，第三部分是电极板（图 3-13）。除颤仪的面板上有明显的数字标志（1、2、3），代表着电除颤的三个步骤。1 是一个旋钮，使除颤仪进入除颤模式，并通过上下箭头选择除颤所需的能量。2 是一个按键，按下时，除颤仪开始充电；充电完成后，除颤仪会发出提示音。3 也是一个按键，按下时，电极板就会放电，完成电击。另外，电极板的手柄上也有 2 和 3 两个按钮，具有同样的功能。

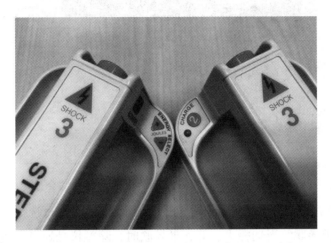

图 3-13　除颤仪的手柄可直接操作充电和放电

除颤时电极板一般要选择直径在 10 cm 以上的面板进行除颤。如果面板过小会增加电流，容易造成皮肤的烧伤。对于婴儿，应选择更小的面板（图 3-14）。电极板上有一个开关，把大电极板取下就可以用里面的小电极板为婴儿进行除颤。

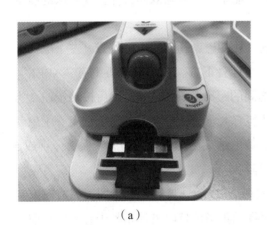
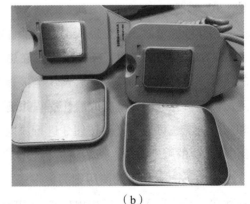

（a）　　　　　　　　　　　　　　　　（b）

图 3-14　婴儿除颤用的小号电极板

当除颤仪被带至现场时，旋转开关，打开除颤仪。这时，除颤仪处于监护功能，面板上也显示为"监护功能"，在监视屏的右上角显示 PADDLES 导联，其意是指两块电击板，这时除颤仪的信号是来源于这两块电击板。当把这两块电击板接触到患者不同部位的皮肤时，患者的心电图就会在显示屏上显示（图 3-15），急救人员即可通过显示屏来判断患者的心电图是否为可除颤心律。

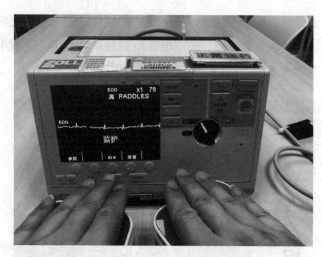

图 3-15　PADDLES 模式下电极板接触患者任意部位都会显示心电波形

除颤仪可通过调节导联来进行心电监护。在导联选择上,可选择Ⅰ导联、Ⅱ导联、Ⅲ导联和电极板导联。当选择Ⅰ、Ⅱ、Ⅲ导联时,除颤仪是通过电极片来提供信号的。当通过该导联发现患者是可除颤心律,如室颤状态,需要进行除颤操作时,可把旋钮 1 旋到除颤的位置选择能量。自 2010 年以来 AHA 发布的相关指南中,对除颤的能量的选择有明确规定,当不确定默认能量时,应选择除颤仪最大能量进行除颤。除颤仪若有默认能量,可使用厂家推荐的默认能量。一般除双向波除颤仪默认的能量是 120J。

选择好能量后,在电极板上涂好耦合剂,放在患者胸前相应的位置。左手电极板上有 "STERNUM" 的字样,把它放在患者右锁骨下方。右手电极板上有 "APEX" 的字样,放在患者的心尖部。两块电极板之间的距离要 > 12 cm。然后按动按钮 2 为除颤仪进行充电。充电完成后,提醒并确认所有人(包括抢救者自己)都离开了患者和床边后,方可通过按动按钮 3 进行放电。放电结束后,应立即为患者做 2 分钟或 5 组 30 : 2 的胸外按压,然后再进行心电图等判断。

AED(图 3-16)的使用则简单得多。取得 AED 后,只需要三步即可完成对患者的除颤:①打开 AED,取出电极片。②按照提示正确地将电极片贴敷于患者的胸前,仪器会自动检测患者的心电活动。当患者的心电活动为可除颤心律时,AED 会自动充电,充电完成后会提示所有人离开患者。③操作者按下除颤按钮,AED 放电除颤。需要注意的是,在准备电极片的过程中和除颤完成后,均应立即进行胸外心脏按压。除颤完成进行 5 组或 2 分钟的心脏按压后,再判断患者的心律。

提高心肺复苏成功率的因素:①尽早识别患者,尽早开始胸外心脏按压。②尽早呼救,尽早启动紧急医疗服务系统。在缺乏急救经验的情况下,推荐通过开启手机免提模式，在急救中心调度员的指导下进行心肺复苏。③进行心肺复苏时，需注意心肺复苏的质量。高质量的心肺复苏包括正确的按压部位、按压频率、按压深度、按压通气比率、按压与放松的时程 1：1、按压后充分回弹、避免按压中断等因素。④当现场可以使用除颤仪时，应尽早判断患者的心电是否为可除颤心律。若是可除颤心律，应尽早为患者除颤。⑤正确使用复苏药物。⑥根据现场情况及施救者的能力酌情建立高级气道。⑦自主循环恢复（ROSC）后，应尽快将患者转入复苏中心进行进一步治疗。

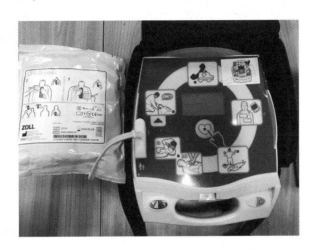

图 3-16　AED（自动体外除颤仪）

【小贴士】

1. 抢救溺水者时，是不是要先控水再做心肺复苏？

溺水者被救上岸后，施救者不应浪费时间进行控水。如果溺水者呼吸心跳已经停止，控水会延误心肺复苏的开始。另外，即使进行控水，控出的水也是来自胃内，气道内的水是无法控出来的。不论是由于哪种机制造成的溺水引起呼吸心跳停止，都要争分夺秒地进入心肺复苏的流程。以下介绍两种不同的溺水。

湿性溺水：溺水后，由于缺氧时间过长，不能继续屏气，水随着吸气大量进入气道和肺泡，导致无法进行气体交换。

干性溺水：溺水后，少量冷水进入气道，引起喉部和气道痉挛。小气道痉挛导致气道闭塞，无法进行气体交换。同时，喉痉挛可直接导致心脏骤停。

2. 心肺复苏时，是否可通过触摸患者的脉搏判断患者是否恢复心跳？

心肺复苏时，施救者均迫切希望确认患者何时能够恢复心跳，于是有在施救时触摸患者的颈动脉、桡动脉、股动脉，希望以此来判断患者是否恢复心跳。这样的判断方法是不科学的。首先，在做胸外心脏按压时，可在颈动脉或股动脉触及脉搏。但此种搏动大多数是由于按压造成的，不能代表患者有自主心率。而桡动脉由于更靠近外周，很难触及搏动。同时，在做心肺复苏时，占用一位宝贵的人力，来进行此类没有任何意义的事情也是不科学的。正确的方法是进行5组30：2或2分钟的胸外心脏按压后，用不超过10秒的时间触摸颈动脉搏动来判断患者是否恢复心跳。

第四章　永不休止的战争

——人类与病毒

第一节　概　述

人类从其诞生之日起就为种族的延续而不断努力，在恶劣的自然环境下，疾病是人类的第一大威胁。自从人类掌握了农耕技术，并从游猎的生活方式转变成定居后，技术得到了飞速发展，人口数量也迅速增加，但人类也从此更易于受到传染病的侵袭。定居使垃圾和粪便的处理变得困难，豢养家畜加大了人们被各种各样的微生物感染的可能，而密集的人口又导致疾病更容易在人群中传播。在现代公共卫生医学创立之前，人类长期都没有摆脱这个古老问题的反复困扰。正如比尔·盖茨说的那样，如果有什么东西在未来十几年内可以杀掉上千万人，那很可能是有高度传染性的微生物，而不是战争，也不是导弹。纵观人类社会的发展，很多重大的历史事件中都伴随着病毒产生的影响。

人类社会从游牧进入农耕时期，产生了城市、村落，城市更容易受到传染病的威胁。原因很简单，人类的聚居区非常肮脏。恶劣的卫生环境极容易滋生传染病病原体，而城市中的人群接触又远比乡村纷繁复杂，导致疾病的传播能够迅速蔓延。当病原体、传播途径、易感人群这三个要素具备以后，病原体开始在人类社会中大肆传播了。直到 1775 年，抽水马桶发明后，西欧城市中弥漫的恶臭才逐渐好转。

公元前 430—前 427 年，处于巅峰时期的希腊爆发了著名的伯罗奔尼撒战争。交战的双方是以雅典为首的提洛同盟和以斯巴达为首的伯罗奔尼撒同盟。在交战的第二年，即公元前 430 年，一场前所未有的大瘟疫降临到雅典人身上。瘟疫暴发后立即给雅典带来了空前的灾难和巨大的恐慌，因为一旦感染上瘟疫，包括医生在内的所有人都束手无策。历史学家修昔底德描述过：大部分人喜欢跳进冷水中，以消除他们不可抑制的干渴，但他们无论喝多少水，总是一样的。人们多半因为机体内部的高热而死亡，即使患者能够度过这个危险期，他们的肠胃也会产生强烈的溃烂和不可控制的腹泻，最终难逃一死。最严重的是，疾病也同时瓦解了社会关系。为了使自己免受感染，人们恐惧去探视患者，结果许多家庭全都病死了也无人知晓。焚烧尸体的浓烟熏黑了建筑上洁白的大理石。更悲哀的是，由于瘟疫，雅典开始了空前的混乱，一个文明的社会就这样被传染病瓦解了。公元前404年，雅典战败，向斯巴达投降，从此古希腊陨落，小小的病原体导致雅典再也没有重现过当年的辉煌。

拜占庭帝国的领土主要分布于地中海沿岸地区，因受所处地理位置、气候等因素的影响，为传染病的暴发创造了天然的条件。公元6世纪，帝国境内5次暴发鼠疫（查士丁尼瘟疫），受此影响，拜占庭帝国境内很多城市及地区从6世纪中期开始经历了人口减少和城市衰落的过程。查士丁尼瘟疫往往在短期内，大范围且高强度地影响帝国境内的某几个地区，从而令拜占庭帝国的人口数量出现整体性下滑的趋势。有学者指出，在工业文明以前的时代，一个城邦或一个国家的实力取决于这个城邦或国家的人口数量。众多的人口意味着中央政府可以征收更多的税收，获取更充足的粮食和辎重，国家就可以支撑更加庞大的军队。面对瘟疫的强大破坏力，拜占庭人采取措施以减少人口死亡的数量。但因当时科学和医疗条件的限制，这些应对措施并没有逆转人口锐减的趋势。瘟疫的5次大暴发使帝国财政收入、军事力量与城市发展受到重挫，导致拜占庭帝国在6世纪下半期出现暂时的衰落。

谈到瘟疫，就不能不说到黑死病——人类历史上最致命的瘟疫之一。黑死病是由一种名为鼠疫杆菌的细菌感染引发。历史学家认为，黑死病开始于14世纪20—30年代的中国或中亚，在随后的数年内由商人和士兵携带到俄罗斯南部克里米亚，14世纪40年代，该病从克里米亚传到西欧和北非。黑死病造成全世界死亡人数高达7500万，其中欧洲的死亡人数为2500万～5000万。1348—1350年，鼠疫第一次暴发，约有2500万欧洲人死于黑死病。但是，这次流行并未到此为止，在以后的40年中反复发生。14世纪20年代，鼠疫第2次暴发。从中国沿着商队商贸路线传到土耳其和中亚，然后由商船带到意大利进入欧洲。欧洲密集的人口成了鼠疫暴发的火药桶，黑死病蹂躏整个欧洲大陆近3年之久。随后鼠疫传播到俄罗斯，导致俄罗斯1/3～1/2的人口死亡。第3次鼠疫大流行是指1855年开始于中国云南省的一场严重鼠疫，这场鼠疫蔓延到所有人类居住的陆地，从云南传入中国贵州、广州、香港、福州、厦门等地后，死亡人数达10万余人。

中国南方的鼠疫还迅速蔓延至印度，1900年传到美国旧金山，也波及欧洲和非洲，在10年期间就传遍77个港口的60多个国家。单在印度和中国就有超过1200万人死于这场鼠疫。据世界卫生组织报道，这次大流行一直延续到1959年。如今，鼠疫已经罕见，但并没有完全消失，因为它仍然会在鼠类间传播，并可能还会传播给人。20世纪80年代，非洲、亚洲和南美洲，每年都有发生鼠疫的报道。1996年，印度暴发的鼠疫成了世界性的重大新闻。直到现在，印度每年仍有 1000 ~ 2000 人感染鼠疫。即使在美国，平均每年也有 10 多人因野外鼠类感染鼠疫，约 1/7 的患者死亡。尽管鼠疫已非不治之症，并容易控制，但历史惨剧还是在人们心中留下了难以忘却的阴影，它仍然被许多人视为最恐怖的疾病。

欧洲人到达美洲大陆前，这里居住着 400 万 ~ 500 万的原住民，其中大多数在16 世纪的几十年间死去。历史学家甚至称它为"人类历史上最大的种族屠杀"。但是，夺取印第安人生命的最直接杀手，不是欧洲人的枪炮，而是他们所带来的瘟疫。当哥伦布抵达新大陆时，欧洲人已经经历了多次致命传染病的浩劫，也从中找到了治疗这些传染病的方法。但相对封闭的美洲此前长期与欧亚非大陆相隔离，印第安人也几乎与这些疾病完全隔绝。一些疾病随着哥伦布的第一次美洲之旅后，开始蔓延到新大陆。腮腺炎、麻疹、天花、霍乱、淋病和黄热病等，这些早已被欧洲人适应的疾病对印第安人来说极具杀伤力，因为他们的免疫系统对这些外来病原体完全缺乏抵抗力，尤其是麻疹和天花。人们曾错误地认为，是落后的武器和技术让美洲印第安人败给了西方殖民者，但真正让印第安人在几十年间灭亡是欧洲人带来的瘟疫——天花。由于欧洲农业历史悠久、家畜众多，几千年来与病菌的频繁接触已经具有一定的免疫力，而对于印第安人来说，农业的欠发达让他们先天缺乏和家畜所带传染性病菌接触的机会，机体缺乏针对这些病菌的免疫力，所以在天花面前溃不成军。由此可见，小小的病菌可以改变一个大陆的历史。

1521 年，当墨西哥殖民者的军队开始围攻墨西哥原住民阿兹特克人的堡垒时，他们遇到了顽强的抵抗，进攻一次次被击退。受到重创的西班牙人原以为阿兹特克人会趁机发动致命反击，但是城堡里的军队却迟迟不见任何动作。8 月 21 日，他们发动了新的攻势，却并未遇到任何反抗。当殖民者进入阿兹特克人的堡垒时，被眼前的景象震惊了，此时的城堡内死尸遍地，到处弥漫着腐尸的气味。比西班牙军队更致命的力量已经横扫过这个城市，那就是瘟疫。

流感对于现代人类来说并不陌生，而这一疾病却给早先的人类带来了巨大的灾难。西班牙流感于 1918 年 3 月 4 日发生在位于美国堪萨斯州的军营；4 月，正处于第一次世界大战的法国也发生了流感流行；随后，5—6 月相继在西班牙和英国也出现了病情；同年 9 月，流感开始在欧洲和美国普遍传播，并在数星期内传到世界各地。这次流感流行导致 20 ~ 35 岁的青壮年族群的高死亡率。这次流感的症状除高热（高烧）、头痛外，还表现为脸色青紫和咯血等症状。病程进展迅速，常常是清晨正常，中午染病，傍晚死亡。同年 10 月是美国历史上最黑暗的 1 个月，20 万美国人因此次流感死去。这次流感导致 1918 年美国人的平均寿命比往年降低了 12 年。受西班牙流感的影响，6 个月内全球有 2500 万～4000 万人失去了生命，比持续了 52 个月的第一次世界大战死亡人数还多。由于疾病传播的广泛，且传播速度惊人，大量青壮年丧命，军队得不到充足的兵员补充，间接导致了第一次世界大战提早结束。这一波大流感也传入了中国台湾，造成了大约 25 000 人死亡。令人奇怪的是，西班牙流感在 18 个月内竟完全消失，导致这场大流感的病毒株从未被真正地辨认。

严重急性呼吸综合征（SARS）俗称"非典"，被称为"死亡的呼吸"。它并不是唯一一种让人类恐惧的疾病，但发生在 2003 年的 SARS 太残酷。当时的防护意识较薄弱，医护人员只戴一次性口罩。一次气管插管就导致一个病房的医护人员感染。当从鬼门关上挣扎回来的幸存者刚得以松口气时，SARS 的后遗症又缠上了身，如肺功能障碍、肺纤维化、肝肾功能损害、心脏和血脂异常等，其中最严重的并发症是股骨头缺血性坏死。股骨头坏死素有"不死的癌症"之称，轻者行动不便，重者瘫痪、丧失劳动能力。据世界卫生组织 2003 年 8 月 15 日公布的统计数字，截至当年的 8 月 7 日，全球累计 SARS 病例 8422 例，涉及 32 个国家和地区，从 7 月 13 日美国发现最后一例疑似病例后没有新发病例。全球因 SARS 死亡人数 919 人，病死率近 11%。据统计，中国（除港、澳、台外）累计病例 5327 例，死亡 349 人。由此对中国当年的经济增长产生巨大影响（降低了 1.5%）。

西非埃博拉病毒疫情从 2014 年 2 月开始暴发。截至 2014 年 12 月 2 日，世界卫生组织关于埃博拉的疫情报告显示：累计出现埃博拉确诊疑似和可能感染病例 17 290 例，其中 6128 人死亡，感染人数已超过 1 万。截至 2014 年 12 月 17 日，世界卫生组织发表数据显示，埃博拉出血热肆虐的利比里亚、塞拉利昂和几内亚等西非三国的感染病例已经达 19 031 人，其中死亡人数达到 7373 人。

霍乱属于外来性传染病，它可以经过陆、海、空等方式实现远程传播。1817—1961 年，霍乱已经出现过 7 次世界大流行，每次都侵袭到中国。霍乱在热带地区全年均可发病，在中国以夏秋季为流行季节，发病高峰期为 7—9 月。自 1961 年由埃尔托生物型霍乱弧菌引起的霍乱开始，从印度尼西亚向毗邻国家和地区蔓延，迄今已波及五大洲的超过 140 个国家和地区，感染患者人数在 350 万以上，称霍乱的第 7 次世界性大流行。1992 年 10 月，由 01 群的血清型 O139 霍乱弧菌引起的新型霍乱席卷印度和孟加拉国的部分地区，到 1993 年 4 月已报告 10 多万名患者，包括中国，故将这次流行称为霍乱的第 8 次世界性大流行。

几千年来，人们普遍认为自己是历史中唯一值得关注的对象，也是推动历史发展的唯一动力。但从生态学的角度来说，这只是一种傲慢的人类中心观。像其他生命形式一样，人类只不过是地球生物圈中的一个成员，与动植物、微生物一样受到整个生态网络的支持和制约。古代社会已然，在科技发达的现代社会更是如此。随着人类历史进程的发展，人类与疾病、人类与病原体的斗争还将不断持续下去。

从下面章节开始，本书将以病毒为例，介绍病原体的结构，以及其如何影响人体的健康。

第二节　病毒的结构

1960年，荣获诺贝尔生理学或医学奖的英国免疫学家梅达沃曾将病毒描述为"一个包裹在蛋白质里的坏消息"。病毒的结构非常简单，一个蛋白质做成的外壳里包着一团遗传物质核酸。用梅达沃的话来说，核酸就是那个坏消息，因为病毒就是依靠它在宿主细胞里实现自我复制的。病毒的大小是纳米级的，在已知的病毒中，痘病毒最大，约300 nm；朊病毒最小，约17 nm。病毒的形态各异，大多是球状，或者近似球状，少数为杆状、丝状、子弹状等。病毒不同的外观与多样的外壳的结构有关，如螺旋对称的病毒壳体；20面体对称的病毒壳体等；还有既有螺旋对称，又有20面体对称的壳体，称为复合对称壳体，如噬菌体。

病毒的结构简单，主要由包裹在表面的蛋白质组成的外壳和内部的核酸组成。核酸是病毒的遗传物质，可以是DNA也可以是RNA（图4-1）。

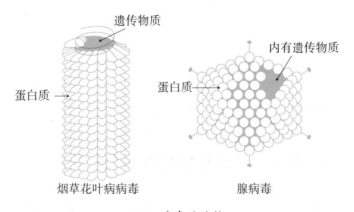

4-1　病毒的结构

病毒的核酸有以下特点：①DNA病毒核酸多为双股，个别为单股；②RNA病毒核酸多为单股，个别为双股；③多数DNA和RNA病毒核酸是完整的分子，连续不间断，个别RNA病毒核酸是不连续、间断的链；④多数病毒核酸呈线状，个别是环状。

一种病毒只含有一种核酸，核酸的形状多种多样，有呈线状、环状，有的分段或不分段，有些不分段的核酸能够作为 mRNA 或利用宿主细胞的 DNA 聚合酶进行复制，这样的病毒在去除囊膜和衣壳后，依然可感染宿主细胞，被称为传染性核酸（图 4-2）。

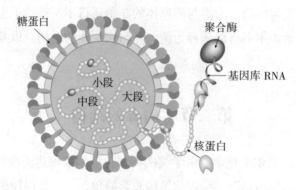

图 4-2　病毒的内部结构

病毒的表面包裹着一层蛋白质外壳（图 4-3），它可以保护病毒的核酸，使核酸免受核酸酶或受其他理化因素的破坏。同时，该蛋白质外壳还参与病毒感染细胞的过程，决定病毒对宿主细胞的亲嗜性。人类的免疫系统在识别到病毒的表面蛋白后，可诱导机体产生特异性抗体，且致敏淋巴细胞，对病毒进行攻击和吞噬。

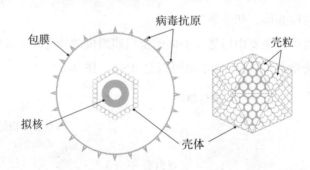

图 4-3　病毒的外壳，展示病毒外壳上的抗原和壳体的形态

第三节　人体对病毒的免疫反应

人类经过漫长的进化已经具备了复杂的免疫系统。人类的免疫系统由细胞免疫和体液免疫两大部分构成，分别由 T 淋巴细胞和 B 淋巴细胞承担。淋巴细胞在人体内扮演着警察的角色。病毒侵入人体后，T 淋巴细胞受到特异性的病毒抗原刺激转化为淋巴母细胞，并开始迅速增殖分化，其中一部分成为记忆性细胞，当同样的病毒再次感染机体时，就会被迅速识别。另一部分 T 细胞分化成为细胞毒性 T 细胞（Tc）、

辅助性 T 细胞（Th）和抑制性 T 细胞（Ts）。当正常细胞被病毒侵袭后会在细胞表面表达病毒特异的抗原，Tc 细胞会识别这些抗原表位，发现这些印记并结合上去，随即 Tc 细胞释放穿孔素，像一颗炸弹使细胞破裂死亡，病毒进入体液，暴露在抗体下而被巨噬细胞吞噬杀死。Th 细胞在发现巨噬细胞杀死病毒后，会释放白介素 2，白介素 2 既能刺激 Th 细胞的活力，又能刺激 Tc 细胞的生成。它就像一个宣传员，不断动员 Tc 细胞的生成和寻找病毒感染的细胞。Ts 细胞则是一名指挥官，在病毒被消灭后发挥作用，宣布战争结束，使 Tc 细胞归于平静。

B 淋巴细胞产生抗体来保护机体。病毒侵入人体，被 B 淋巴细胞识别并结合，使 B 淋巴细胞转化成浆细胞和记忆细胞。浆细胞产生抗体，这些抗体一端和病毒相结合，为病毒打上标记，另一端将和发现这些标记的巨噬细胞结合，使巨噬细胞能够吞噬病毒，将病毒杀死。而记忆细胞相当于给入侵的病毒保存了一份犯罪档案，当有同样的病毒再次入侵的时候，记忆细胞会很快分裂，产生相应的抗体，为病毒打上标记，引导巨噬细胞吞噬入侵者（图 4-4）。

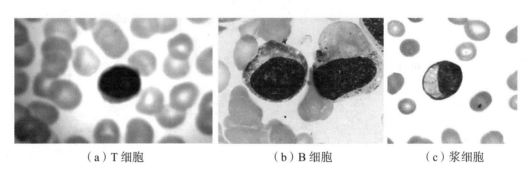

（a）T 细胞　　　　　　　（b）B 细胞　　　　　　（c）浆细胞

图 4-4　免疫细胞

病毒是怎样感染人体的呢？人体的免疫系统对病毒的感染会产生应答反应。以流感病毒为例，流感病毒通过飞沫传播，首先侵袭呼吸道黏膜。呼吸道黏膜不仅是流感病毒感染的发生部位，同时也是免疫防御的部位。当病毒侵入呼吸道黏膜后会刺激淋巴细胞，T、B 细胞被激活，产生抗体等初始应答反应。巨噬细胞分泌白介素 1、白介素 6、肿瘤坏死因子和白介素 12 等细胞因子。白介素 1 可以刺激 Th 细胞，使其分泌白介素 2，促进 T 细胞的免疫功能，是流感病毒感染早期阶段发挥防御功能的主要因子。同时，白介素 1 可以阻止病毒聚合酶的初始转录过程，使病毒无法复制，从而达到消灭病毒的作用。

第四节 常见的病毒感染性疾病

一、流感病毒及流行性感冒

甲型流感病毒于1933年首次被发现。病毒的核心是一团RNA，外面由衣壳和包膜包裹，根据病毒核蛋白和膜基质蛋白的不同，将流感病毒分为甲、乙、丙三种类型。包膜表面有两种形态不一的糖蛋白凸起HA和NA，即血凝素和神经氨酸酶（图4-5）。按照HA和NA抗原的不同，又将同型病毒分为若干亚型，甲型流感病毒H和N的抗原性不同，H有16个亚型，为H1～H16；N有9个亚型，为N1～N9。

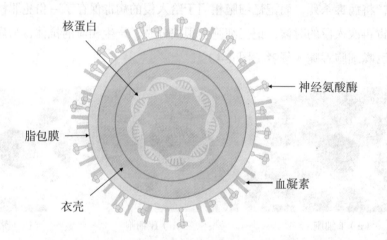

核蛋白
神经氨酸酶
脂包膜
血凝素
衣壳

图4-5 病毒表面的血凝素和神经氨酸酶

甲型流感病毒威胁最大，可感染人类及不同种类的动物包括鸟、马、猪等。而乙型及丙型流感病毒则主要是人类普通流感的主要致病源。甲型流感病毒大多呈球形，直径80～120 nm，有囊膜，H1～H3亚型和H1N2亚型与人类流感有关，H5和H7亚型通常只感染禽类。其中一些毒株以H5N1、H7N7为代表，引起禽类疾病，称高致病性禽流感，且已明确禽类能将上述毒株传染给人。H5N1、H9N2、H7N7、H7N2和H7N3具有引起人类新的流感大流行的潜在威胁。近年来发现的新亚型H1N1流感病毒株可感染人类。这些来源于猪、禽类和人类的病毒基因片段，通过其表面的血凝素，流感病毒与细胞表面包含唾液酸的受体相互作用，从而附着并穿入易感细胞。

流感几乎每年都会在世界某个地区暴发流行。其临床特点是起病急、病程短，有高热、头痛、全身痛、乏力等显著的中毒症状，但呼吸道症状相对较轻。甲型流感的流行病学特征是突然发病，传播迅速、流行广泛、发病率高，流行过程短，多出现于冬季；乙型流感常引起中等范围的流行，或局部地区和小群体的流行；丙型流感多不引起流行，主要为散发，侵犯幼儿较多。

流感的传染源主要是急性期患者以及隐性感染者。自潜伏期末到发病后的 3 天，从患者的口鼻排出大量的病毒。排毒时间可延续到发病后的 7 天，以病初 2～3 天，传染性最强。在流行期间，乙型感染和轻型患者人数众多，患者体内虽然有病毒增殖，但无明显症状，故不易发现，是对公共卫生威胁最大的传染源。流感的传播途径以飞沫传播为主，病毒存在于患者或隐性感染者的呼吸道分泌物中，通过痰化、咳嗽和打喷嚏等，以飞沫或气溶胶的形式播散于空气中，易感者吸入后即受感染，因此流感传播速度快，流行状况与人口密集程度相关。

流感病毒很容易变异，如果两种不同亚型的毒株感染细胞使其基因组发生重组，就会导致新的血清型出现。由于流感病毒的这一特点，感染后免疫保护维持的时间不长，流感病毒的三种类型之间，以及同型病毒之间的亚型，均无交叉免疫，故人群对流感病毒普遍易感。

轻型的流感一般起病急、病情较轻。全身症状，如全身酸痛，软弱无力等；呼吸道症状，如喉咙痛、流鼻涕、咳嗽、鼻塞、流眼泪等，相对较轻。典型的流感开始可表现为畏寒、发热，体温可高达 39～40℃，同时患者感到头痛、全身酸痛、软弱无力，并伴有眼睛干涩、喉咙干燥，轻微的喉咙痛。除上述症状外，部分患者可出现打喷嚏、流鼻涕、鼻塞，有时会伴随胃肠道症状，如恶心、呕吐、腹泻等。发热与上述症状一般 1～2 天达到高峰，3～4 天内热退，症状随之消失，乏力与咳嗽可以持续 1～2 周。有些患者并发流感病毒肺炎，即流感病毒性肺炎，病情可于 24 小时内迅速加重，表现为高热、乏力、烦躁、剧烈咳嗽、呼吸困难、发绀，可有血痰，双肺听诊弥漫的湿性啰音和哮鸣音，脉快且细弱，病死率较高。此类患者较少见，主要发生于原有心脏病、慢性肺病或妊娠期的妇女，另外也主要常见于小儿、老年人或体弱多病及免疫力低下的人。

如何确诊是患了流行性感冒？在流行期间，流感较容易诊断。若在短期内，大批出现发热伴上呼吸道感染症状的患者，尤其是发生在同一群体内，且无明显年龄分布限制，应首先考虑流感的可能。流感的诊断可依照以下几点来进行诊断：①有流感的接触史；②有典型的临床症状和体征；③实验室检查明确诊断。急性期外周血白细胞总数减少，淋巴细胞数相对增加；合并细菌感染时，白细胞总数和中性粒细胞比例增高。病原学检查主要用于流行病学研究，包括取患者鼻咽部拭子、涂片检测流感病毒抗原、PCR 技术检测病毒基因及培养分离病毒，或取急性期及病后 3～4 周的双份血清，测定特异性抗体，若滴度有 4 倍以上的增长，则具有诊断意义。

流感具有这么多严重的症状，它的预后怎样呢？典型流感的一般预后都比较良好。但老年人、小儿和体弱者，尤其是有并发症的患者可导致严重的后果。如何治疗流感？流感的治疗原则以对症支持为主。对于甲型流感，可早期使用抗病毒药物。一般的治疗包括呼吸道隔离 1 周或至主要症状消失、卧床休息、保持鼻咽及口腔的清洁、预防并发症。饮食方面，摄入容易消化的食物，并适当补充维生素 C、维生素 B_1 等。针对甲型流感病毒感染患者，可使用抗病毒的药物，如金刚烷胺和金刚乙胺，但该药对乙、丙型流感病毒效果欠佳。若并发细菌感染，应根据送检标本的细菌培养和药敏结果，选用敏感的抗生素。流感流行期间，人们应该避免到人群密集的公众场合。若发生大流行，应避免举行大型集会活动，以切断传播途径。接种疫苗是预防流感的另一有效措施。

流感病毒对紫外线十分敏感，加热 55℃ 1 小时，或 60℃ 10 分钟，或煮沸 2 分钟即可被灭活。流感病毒对大多数消毒剂敏感，对低温抵抗力较强。在 4℃ 时可保存数周，在冷冻的肉类和骨髓中，可存活 10 个月，在干燥的尘埃中可以存活 2 周。所以在流感流行的季节应注意室内开窗通风、定期晾晒衣被、物体表面喷洒消毒剂，这些都是预防流感的好办法。

二、禽流感

禽流感从名称上看就和禽类有关。人感染禽流感的定义是由感染禽类的甲型流感病毒的亚型毒株引起的急性呼吸道传染病。简言之，就是感染禽类的甲型流感病毒感染了人类，其中 H5N1 亚型引起的高致病性禽流感病情严重，可出现毒血症、感染性休克、多脏器功能衰竭，以及瑞氏综合征等并发症，而导致人类死亡。

禽流感有哪些传染源？患禽流感或者携带禽流感病毒的鸡、鸭、鹅等家禽是传染源，其他禽类、野禽或猪也可成为传染源。另外，患者也可成为传染源。禽流感的传播途径主要是经过呼吸道传播，人类通过密切接触感染的禽类及分泌物、排泄物，以及受病毒污染的水等被感染。目前尚缺乏人与人之间传播的确切证据。哪些是禽流感的易感人群呢？人群普遍对禽流感病毒易感，其中 12 岁以下的儿童发病率较高，病情较重。与不明原因病死家禽或感染疑似感染禽流感家禽密切接触的人员，成为高危人群。禽流感有哪些流行病学特征？禽流感往往突然暴发，发病率高，病死率高。它的流行季节性不强，来源常不明了。人员和车辆往来是传播本病的重要因素。疾病扩散主要通过粪便中大量的病毒粒子污染空气进行传播。

人感染禽流感有哪些临床表现？它的潜伏期一般在 7 天以内，通常为 2 ~ 4 天，患者呈急性起病，早期酷似普通型流感，主要为发热，体温大多持续在 39℃ 以上，热程一般 1 ～ 7 天，多为 3 ～ 4 天。发病的时候可伴有流涕、鼻塞、咳嗽、咽痛、头痛、肌肉酸痛和全身不适等症状。常在发病后 1 ～ 5 天出现急性呼吸急促和明显的肺炎表现。重型患者病情发展迅速，发病 1 周内很快进展为呼吸窘迫，肺部实变体征，随即发展为呼吸衰竭。即使接受辅助通气治疗，大多数病例仍然死亡。还可出现肺炎、肺出血、胸腔积液、全血细胞减少、肾衰竭、败血症、休克以及瑞氏综合征多种并发症。

实验室检查有哪些发现？血常规检查白细胞总数大多不高，或降低，重型患者多有白细胞总数及淋巴细胞下降，胸部 X 线检查可见肺内斑片状、弥漫性，或局灶性浸润，但缺乏特异性。重型患者可显示单侧或双侧肺炎，少数可伴有胸腔积液。

如何诊断人禽流感？诊断依据是什么？根据流行病学史、临床表现以及实验室检查结果，在排除其他疾病后，可做出人禽流感的诊断。诊断人禽流感必须有流行病学史。流行病学史指发病前 1 周内曾到过禽流感暴发的疫点，或与被感染的禽类及其分泌物、排泄物等有密切接触，或从事禽流感病毒实验室的工作人员。目前不能排除与患者有亲密接触的人有患病的可能。人禽流感的确诊还有赖于病原学的检查。禽流感病毒抗体检测是采用血凝抑制实验、补体结合实验或酶联免疫吸附实验，检测发病初期和恢复期双份血清禽流感病毒抗体滴度，若有 4 倍以上的提高，有助于回顾性地诊断。另外，还可通过病毒分离来检测禽流感。该方法是从呼吸道标本中分离出禽流感病毒。所谓呼吸道标本是指患者的鼻咽分泌物、口腔含漱液、气管吸出物，或者呼吸道上皮细胞。另外，还可通过病毒抗原及基因检测。采用免疫荧光法或酶联免疫法，检测呼吸道标本中的甲型流感病毒、核蛋白抗原及禽流感病毒 H 亚型抗原。通过 RT-PCR 法，检测禽流感病毒亚型的特异性 H 抗原基因。

禽流感的预后如何？多数病例的预后是良好的，病程短、恢复快，而且不会留有后遗症。少数患者，特别是年龄较大，未能早期治疗的 H5N1 感染者，疾病发展迅速，常出现重症肺炎、急性呼吸窘迫综合征、肺出血、胸腔积液、全血细胞减少、多脏器功能衰竭、败血症、休克等多种并发症，导致死亡。

如何治疗人禽流感？其治疗与普通流感的治疗方法相同。抗病毒治疗应在发病 48 小时内试用抗流感病毒的药物，可使用神经氨酸酶抑制剂，它是通过抑制流感病毒的神经氨酸酶来控制病毒复制，同时减弱病毒的致病力，如奥司他韦，即常说的达菲。它是目前 WHO 确认和推荐的人禽流感预防治疗药物，对禽流感病毒 H5N1 和 H9N2 均有抑制作用，对耐金刚烷胺和金刚乙胺的禽流感病毒同样有效。

三、狂犬病

狂犬病是与我们的日常生活密切相关，且需要高度警惕的传染病。与流感病毒通过大范围的暴发给人类社会造成恐慌不同的是，狂犬病毒是通过无可比拟的致死率使人们为之色变。从目前发现的病毒中，除狂犬病病毒外，还未发现一种病原体能使人类在发病后 100% 死亡。狂犬病毒的外形类似一颗子弹，故它属于弹状病毒科狂犬病毒属，这粒子弹并不像它的外形那样坚固，容易被多种方法灭活，它易被脂溶剂，如肥皂水、75% 的乙醇、碘伏等化学物质灭活。另外，它还对季铵化合物敏感，如苯扎溴铵就可杀死它。它对温度敏感，56℃ 30 秒或者 100℃ 2 秒就可以被杀灭。它还容易被巴氏消毒、紫外线、酸碱等灭活。

狂犬病毒是如何感染人类呢？狂犬病毒有两种不同宿主：储存宿主和偶然宿主。狂犬病毒能够在某动物群体内持续存在是有非常苛刻的条件的：宿主群必须达到一定的数量和密度；必须对狂犬病毒高度易感；同时它的行为方式和生态环境均适宜狂犬病毒的传播。狂犬病毒的储存宿主只分布在哺乳纲食肉目和翼手目这两个目。然而从全球范围来看家养犬依然是主要储存宿主和人狂犬病的主要传播来源。狂犬病毒的偶然宿主指的是不能够维持狂犬病毒的持续存在，狂犬病毒偶然出现在该动物群体，染病动物会发病死亡。此类动物除了人类还包括其他灵长类，如猴，另外马、牛、绵羊、猪等家畜以及各种啮齿类动物，如鼠等，所以把狂犬病传播给人类的主要动物是犬和蝙蝠，其中全球范围内 98% 以上暴露于狂犬病是由于狂犬病的病犬导致的。其他哺乳类动物传播狂犬病的概率非常小，人与人的接触一般不会传染狂犬病。理论上只有狂犬病患者咬了健康人，才有可能使被咬伤的人具有患狂犬病的危险。全球被狂犬病袭扰的主要地区是亚洲、非洲、拉丁美洲。我国发病率仅次于印度排在全球第二位。从近十年的统计来看，我国狂犬病的发病南方多于北方，男性多于女性，主要高发年龄呈现两极分化：5 ~ 9 岁和 55 ~ 59 岁发病率比较高，其中 15 岁以下人群的发病率占全部病例的 20.13%。从职业分布上来看，农民、学生和散居儿童这三种人占全部发病患者数的 87.9%。

人感染狂犬病毒后是如何发病的？首先病毒经伤口与黏膜表面直接接触进入体内，在咬伤部位肌肉组织中复制，然后以每小时 1 ~ 3 mm 的速度通过运动神经元移动到中枢神经系统。到达中枢神经系统后，病毒再次复制，离心性移动进入感觉轴突，从而通过这些感觉神经感染肌肉、皮肤毛囊及其他非神经组织，如唾液腺、心肌、肺部和腹部内脏器官。到临床发病时，病毒已广泛分布于中枢神经系统以及相应的器官中。根据侵入的病毒量，受伤部位运动神经元的密度及病毒接近中枢神经系统的距离，病毒潜伏期从 5 天至几年不等，一般 2 ~ 3 个月，很少超过 1 年。

狂犬病发病后最初为前驱期，通常出现焦虑不安、头痛发热、抑郁、感觉异常，比如在咬伤的部位出现移走感等。前驱期后是兴奋期，患者出现狂躁恐惧、恐风怕水、畏光，轻微的刺激就可以引起咽肌和全身肌肉痉挛。最后是麻痹期，患者逐渐趋于安静，各种瘫痪症状出现，感觉减退，反射消失，整个病程多不超过 6 天，几乎所有的患者都会在发病后 14 天内死亡。总之，狂犬病虽然病死率高，但是可防可控，暴露后及时、正确的处理是防止发病的关键。

既然狂犬病如此狂暴，我们应该如何免疫？狂犬病的免疫分为暴露前免疫和暴露后免疫。暴露前免疫指的是在没有接触狂犬病毒前进行免疫的实验室工作人员、接触狂犬病患者的人员、兽医等狂犬病高暴露风险者，应当进行暴露前免疫。若有持续暴露于狂犬病的风险，在没有动物致伤的情况下 1 年后，加强 1 针次后，每隔 3 ~ 5 年加强 1 针次。对于妊娠妇女、患急性发热性疾病、过敏性体质、使用激素和免疫抑制剂的患者，可酌情推迟暴露前免疫。免疫缺陷患者不建议行暴露前免疫。狂犬病毒通过伤口和黏膜感染人体，不同的暴露等级需要进行相应的处理。暴露等级分为三级：一级伤口是指接触或喂养动物，或完好的皮肤被舔的情况，一级伤口不需要处理；二级伤口是指裸露的皮肤被轻咬，或没有出血的轻微抓伤和擦伤，该情况应立即处理伤口，处理结束需接种狂犬病疫苗；三级伤口是指单处或者多处贯穿性皮肤咬伤或抓伤、破损的皮肤被舔或开放性伤口黏膜被污染，该情况应立即处理伤口，处理后注射狂犬病被动免疫制剂即抗狂犬病毒血清，随后立即进行狂犬病疫苗的接种。除此之外，还有一些特殊的情况，如三级暴露者免疫功能低下，二级暴露者位于头面部，并且致伤动物不能确定是健康的，在此情况下应该按三级暴露处置。

被动物致伤后应该按照"清洗伤口，清创消毒注射蛋白，注射疫苗"的程序来处理。首先，清理伤口，用 2% 的肥皂水或其他弱碱性清洁剂和一定压力的流动清水，交替彻底清洗所有咬伤和抓伤的部位至少 15 分钟；其次，用生理盐水，或清水代替，将伤口洗净；最后，用无菌脱脂棉将伤口处残留的液体吸尽，避免在伤口处残留肥皂水或清洁剂。较深的伤口冲洗时用注射器或高压脉冲器械深入伤口深部进行灌注清洗，做到全面彻底清洗后进行清创消毒。彻底冲洗后用 2% ~ 3% 的碘伏（聚维酮碘）或者 75% 的乙醇涂擦伤口。若伤口溃烂组织较多，应首先予以清除，再在伤口处使用被动免疫制剂狂犬病免疫球蛋白接种免疫球蛋白，直接中和伤口处理时残留的病毒，这样最大限度降低伤口内病毒含量，降低发病率，延长潜伏期，在疫苗能产生可检测到的抗体前 7 天内，为患者提供被动保护。最后接种狂犬病疫苗。接种疫苗的部位位于上臂的三角肌进行肌内注射。2 岁以下的儿童接种部位为大腿前外侧肌肉，禁止臀部注射。接种疫苗的时间是第 0、3、7、14、28 天。全程免疫后再次暴露于狂犬病毒时，可根据距离完成免疫接种的不同时间，选择不同的接种方式。若在全程免疫后的半年内又暴露于狂犬病毒中，则不需要接种。若在全程免疫后的 0.5 ~ 1 年暴露于狂犬病毒，则需要在第 0 天和第 3 天各接种 1 剂疫苗。若在全程免疫后的 1～3 年，暴露于狂犬病毒，则需要在 37 天各接种 1 剂疫苗。若全程免疫已经超过 3 年再次暴露于狂犬病毒，则需要全程接种。

【小贴士】

1. 用抗生素治疗病毒性感冒有效吗？

抗生素是从微生物培养液中提取，或由化学合成的一种化学物质，它能够杀死或抑制微生物（包括细菌、真菌、放线菌属）的繁殖。可见，抗生素所针对的目标是细菌、真菌、放线菌属，并不包括病毒。而通常说的病毒性感冒大致分为两种，一种是普通感冒，多由鼻病毒、副流感病毒、呼吸道合胞病毒等导致。另一种是流行性感冒，由流感病毒导致。患病毒性感冒后，人体通常需要 2 周的时间产生抗体，在这段时间里，患者需要休息、对症治疗。感冒具有自愈性，在没有合并细菌感染的情况下，无须使用抗生素。滥用抗生素会导致不必要的副作用和耐药菌的出现。

2. 被狗咬后一定要在 24 小时内注射狂犬疫苗吗？

被狗咬伤后注射狂犬疫苗是为了预防狂犬病。狂犬病是由狂犬病毒感染导致。人体被狗咬伤后，狂犬病毒经由周围神经组织向中枢神经侵袭，所以尽早注射狂犬疫苗是保护人体的方式。注射的时间应越早越好，即使超过 24 小时，也应该注射狂犬疫苗。

第五章　十面"霾"伏

——空气污染与肺部疾病

当空气污染随着经济、科技发展悄悄走进我们的生活，并成为危害人类健康的主要杀手时，人们开始感到恐惧，束手无措。如何客观地认识污染、如何面对空气污染带来的疾患、如何科学地预防污染造成的人体损伤、如何有效地防止疾病的发生，是本章节重点探讨的话题。

第一节　空气质量对人体的重要性

人体每天需要吸入 10 ~ 12 m^3 的空气，相当于最大型载重汽车的容量。这些空气要在 60 ~ 80 m^2 的肺泡里进行气体交换和吸收，以维持生命活动。所以，清洁空气是保证人体生理功能和健康的必要条件。大气虽然有一定的自我净化能力，但是因为工业和交通运输业的高度发展，进入大气的污染物时常过多，超过了空气自我净化的能力，就会造成污染。

距地面高度在 12 公里（km）以内的大气层被称为对流层，它是地球大气层中最接近地面的一层，同时也是密度最高的部分，承载了大气层大部分的质量。对流层在维护人类和生物的生存和健康方面发挥着极为重要的作用。科学家们发现，在对流层的中上层，空气中存在着相当数量的微生物，而污染后的空气可能对人体健康构成巨大威胁。洁净的对流层空气主要由以下气体组成：氮气（占 78.1%）、氧气（占 20.9%）、氩气（占 0.93%），以及少量的二氧化碳和水等其他气体。这些气体在自然状态下的百分比基本上是稳定的。每人每天的摄入量中，食物约占 1.5 kg，饮水约占 2 kg，而吸入的空气则高达 15 kg。因此，我们可以选择卫生的食物来维护身体健康，但很难选择空气的质量。由此可知，保持空气质量对于人类健康至关重要。

第二节 "霾"的危害

一、什么是"霾"？

城市人口增长和工业的过度发展带来机动车的大量增加，引起汽车尾气排放量的急剧上升。同时，大批的建筑造成的扬尘、堆积如山的垃圾焚烧，这些都直接导致了空气质量不断恶化。回顾历史上出现的几大空气污染城市：20世纪40年代的光化学烟雾汽车城洛杉矶、有雾都之称的伦敦、烟云弥漫的雅典等，这些地区的人们都曾因空气污染而使呼吸系统的健康情况备受影响。

"霾"看上去很像雾，但和雾有着本质的区别。雾是近地面的空气中的水汽凝结的产物，其成分主要是水分，虽然它可使空气能见度降低，但没有污染存在，不会对人体健康造成危害。而霾是空气中悬浮着大量的烟尘以及多种微小颗粒物，且含有硫酸、硝酸、含氮化合物等化学物质而形成的气溶胶系统，所以又称"灰霾"。

二、"霾"为何对人体产生危害？

霾的颗粒分布比较均匀，颗粒的大小 0.01 ~ 10 μm，平均直径在 1 ~ 2 μm。人的肉眼分辨率是 100 μm，因此人的肉眼是根本看不到"霾"中的颗粒物。由于颗粒中存在灰尘、硫酸、硝酸等，其散射波长较长的光也比较多，所以呈现黄色或橘灰色。由于"霾"中的颗粒物上还可吸附大量的污染物，是有机物、多环芳香烃、重金属、病原微生物等有毒物质的载体，所以对人体健康会造成直接严重的危害。

颗粒物是描述大气质量的一个指标，英文是 particulate matter，缩写就是人们所说的 PM。有的颗粒物直径大，肉眼可见，状如烟尘。但大多的颗粒物非常小，甚至小到使用电子显微镜才能够观察到。当颗粒物直径 < 10 μm 时，我们称其为可吸入颗粒物，即 PM10。PM10 在空气中存在的时间很长，对人体健康和大气能见度影响都很大。同时，不同直径粒子的物质上有害物质含量不同。60% ~ 90% 的有害物存在于 PM10 中，比如元素铅（Pb）、镉（Cd）、镍（Ni）、锰（Mn）、溴（Br）、锌（Zn）以及多环芳烃等，都附着在 2.5 μm 以下的细颗粒物上。PM2.5 指直径 ≤ 2.5 μm 的颗粒物，是人头发直径的 1/20，由直接排入空气中的微粒和空气中的气态污染物通过化学转化形成的二次微粒共同组成。PM2.5 的产生主要源于燃烧，如工业生产燃烧的煤、汽车尾气、秸秆燃烧、烹饪、抽烟等。

颗粒物的大小不同，进入呼吸道的部位就不同。颗粒物的直径越小，进入呼吸道的部位就越深。一般而言，10 μm 直径的颗粒物通常沉积在上呼吸道，如鼻腔和咽喉部，可以通过鼻毛遮挡、鼻涕黏附等功能排出；2 ~ 5 μm 直径的颗粒物可进入呼吸道的深部，如气管、支气管，以及细支气管。空气污染物可以通过气管黏膜上的纤毛摆动、腺体分泌的黏液形成痰液黏附，通过平滑肌的收缩形成的咳嗽等反射活动将污染物颗粒排出；2 μm 以下的颗粒物可以 100% 深入肺泡，该部位的解剖和组织结构为单层的肺泡上皮细胞，以气体交换为主，很难将有害物排出；直径为纳米级的颗粒物就可以长驱直入，直接穿过肺泡壁进入人体的整个血液。直径小于 10 μm 的可吸入颗粒物被吸入后会累积在呼吸系统中，引发许多疾病：颗粒物表面携带的花粉、真菌、真菌孢子等是常见的生物性过敏原，会诱发哮喘病；细颗粒物（PM2.5）刺激支气管收缩，影响肺泡的换气功能，导致机体缺氧，诱发哮喘；细颗粒物滞留在终末细支气管和肺泡，使通气和换气功能下降；霾中的臭氧对呼吸道黏膜强烈的刺激，引发细支气管痉挛、肺组织炎症坏死，导致肺功能下降。由此可见，雾霾对身体造成危害的风险是较大的，尤其是对于老年、儿童和已患心肺疾病等敏感人群。

第三节　呼吸系统的结构与功能

一、正常人体的呼吸系统解剖结构

要了解空气污染如何引起肺疾患以及导致哪些病理改变，首先要了解呼吸系统基本的解剖位置和组织结构。呼吸系统吸入的空气从鼻腔开始，经过咽、喉、气管、支气管，最后到达整个肺。鼻腔、咽、喉称为上呼吸道（图 5-1），气管、支气管、肺

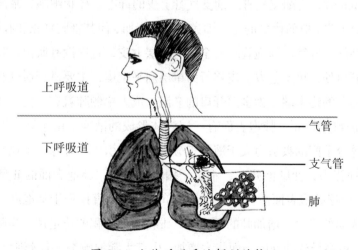

上呼吸道

下呼吸道

气管

支气管

肺

图 5-1　人体呼吸系统解剖结构

称为下呼吸道。下呼吸道的气管向下分为左、右主支气管，称为一级支气管；再向下分为肺叶支气管，称为二级支气管；持续向下伸长分支为肺段支气管，称为三级支气管，以此继续分支向下，经过二十多级，形成一个完整的支气管"树"。不难理解，这棵倒置的"树"，其"树干"即气管和支气管最粗，越到"树"的末梢越细，达到枝叶末端部位即肺泡管、肺泡的部位最细。同时，这棵"树"的树权随着分级的向下，其组织结构也会有很大的差异。因此，致病位置不同，导致的疾病类型也会有所不同。

二、呼吸系统的组成及功能

在讲述空气污染带来肺疾患前，首先了解一下呼吸系统各个部位的功能。气体进入人体的第一站是鼻腔，它不仅是一个嗅觉器官，还具有温暖、湿润、清洁空气的作用。同时，鼻腔黏膜与 4 个鼻旁窦相延续，故鼻腔黏膜感染时易波及鼻旁窦，引起鼻窦炎（图 5-2）。第二站是咽喉部，喉是发音器官，喉上方接咽下与气管相连，喉腔黏膜下层结缔组织比较疏松，急性发炎时易引起水肿，造成呼吸困难，甚至危及生命。第三站肺支气管"树"，从树干到末端分支，再达到树叶即肺泡处，其组织结构功能均有不同的差别。

气管位于颈前正中，食管之前，分为左、右支气管。支气管管径粗，组织结构层数多而复杂，分为黏膜层、黏膜下层和外膜层。气管、支气管有软骨片。气管表面的黏膜上皮，为假复层纤毛柱状上皮，平时纤毛细胞顶端的纤毛不停地向外摆动，能把烟尘和异物等污染物逐渐地排到鼻腔外，使空气保持清洁。气管、支气管黏膜层上还有腺体和杯状细胞，具有分泌黏蛋白能力，形成黏液。黏液可以黏附吸入的异物，混同纤毛摆动产生的无法吸入的污染物一起形成痰液，随着咳嗽排出体外。当支气管管壁直径 < 2 mm 时，为细支气管。细支气管上皮的纤毛、杯状细胞、浆液腺均减少，外周软骨片也消失，取而代之的是一圈完整的平滑肌，使其管腔舒张和收缩能力增强。而末端呼吸性细支气管、肺泡管就完全变为单层上皮，管周没有肌肉，管壁与肺泡相连。在肺泡开口处，单层立方上皮移行为单层扁平上皮，主要进行通气和换气。肺泡是支气管"树"的终末端，为多面开口的囊泡。成人单侧肺就有 3 亿 ~ 4 亿个肺泡，总面积可以达到 140 m²。肺泡表面有一层液体形成的液面，由于界面液体分子密度大，导致液体分子间的吸引力大于液—气分子间的吸引力，好像一个拉紧的弹性膜，产生肺泡表面张力，使肺泡张开，不至于塌陷。同时，肺泡表面的 II 型肺泡上皮细胞（图 5-3）分泌肺泡表面活性物质，它以单层分子垂直排列于肺泡液—气界面，可以降低肺泡表面的张力，增加肺的顺应性，维持肺泡容积的稳定性。当肺泡表面活性物质缺乏时，就会导致肺泡的表面张力增加，引起大肺泡破裂，小肺泡就会逐渐萎缩。

如果吸入的是毒气，可以对肺泡表面活性物质产生直接的破坏作用。

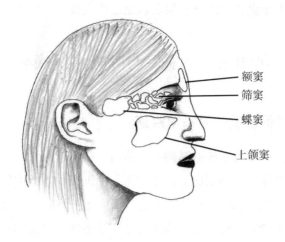

图 5-2 人体四组鼻窦的位置示意图

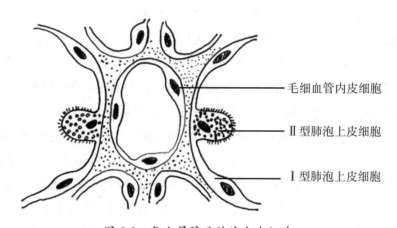

图 5-3 气血屏障及肺泡上皮细胞

三、呼吸系统如何进行气体交换?

　　了解了呼吸系统的解剖和组织结构，那么其功能又是怎样的呢? 众所周知，肺是人体进行气体交换的主要器官。氧气要到达组织细胞，组织细胞代谢产生的二氧化碳要到达肺，都需要血液的运输。这个运输的功能是由谁来执行的呢? 是红细胞。肺是如何通过吸入氧气和呼出二氧化碳来进行气体交换? 有机体通过一种叫"气血屏障"的结构 (图 5-3) 来完成这一任务，这个屏障允许氧和二氧化碳通过。当吸入新鲜空气时，肺泡内含氧量大，氧分压高，氧气会通过气血屏障，从肺泡进入毛细血管; 而毛细血管中含有较多的二氧化碳，故二氧化碳分压高，二氧化碳就会从血管进入肺泡，再被呼出，这就是所说的"气血交换"过程。它是通过气血屏障，即肺表面活性物质的液体层、肺泡上皮细胞层、上皮基底膜、肺泡上皮和毛细血管之间的间隙（基质层）、毛细血管的基膜和毛细血管内皮细胞层等六层结构完成。

第四节 "霾"与呼吸系统疾病

一、"霾"如何诱发呼吸系统疾病？

在了解了正常人体呼吸系统的结构和功能后，接下来探讨一下空气污染如何导致疾病的发生，以及会导致哪些疾病。由于"霾"中细小粉粒状的飘浮颗粒物直径多在0.01 μm 以下，可直接通过呼吸系统进入支气管，并长驱直入，深达肺泡。所以，霾对人体影响最大的是呼吸系统，造成的疾病主要集中在呼吸道。短期容易诱发哮喘，长期影响会造成慢性阻塞性肺疾病，甚至导致肺癌的发生。同时，"灰霾"天气时，气压降低，空气中可吸入颗粒物骤增，空气流动性差，有害细菌和病毒等微生物向周围扩散的速度变慢，导致空气中微生物浓度增高，疾病传播的风险随之提高。

"霾"中含有各种颗粒物，这些颗粒物大小不一，致病性也不同。从颗粒物的大小来看，当其直径＞ 10 μm 时，是不可吸入性颗粒；当颗粒物直径在 5 ～ 10 μm 时，主要被吸入鼻腔，引起鼻炎、咽喉炎等疾病；当颗粒物直径在 2.5 ～ 5 μm 时，可以进入气管、支气管以及相对更小的分支管道，引起支气管炎、支气管扩张，导致肺炎、肺纤维化等疾病（图 5-4）。当颗粒物直径＜ 2.5 μm 时，可深入肺泡，引起肺气肿等疾病。若仅仅是大量的单纯颗粒，即未形成二次微粒的颗粒物进入肺部，短时间内不会造成严重的器质性病变，因为机体不同组织部位有不同的防御系统，对于空气中大的颗粒，鼻黏膜可以进行吸入物的温湿度调节，使吸入粒子湿化、变大、沉积。对于小一点儿的颗粒，气管、支气管上有纤毛，它 24 小时不停地向鼻腔方向进行摆动，排除附着在黏膜上的异物。对于颗粒物直径＜ 2.5 μm 的粒子，肺泡每小时产生数万个巨噬细胞，这些巨噬细胞可以吞噬细菌、尘粒等异物，随细胞液进入支气管，随黏液排出体外。

人体的防御功能，对单纯的颗粒物防御较强，但如果空气中颗粒物形成二次微粒时，情况就不同了。在电镜下，可清楚地看到污染空气的颗粒物上附着了各种有害物质，如致病微生物、重金属、可挥发有机物、化学有害物等。它们大多具有致癌性，如果人类大量吸入附有有害物的颗粒，短时间内即可导致疾病的发生。

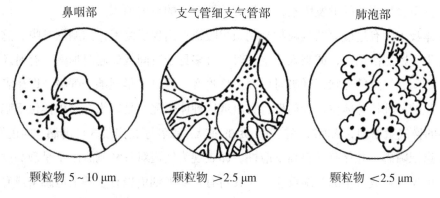

鼻咽部　　　　支气管细支气管部　　　　肺泡部

颗粒物 5 ~ 10 μm　　　颗粒物 >2.5 μm　　　颗粒物 <2.5 μm

图 5-4 雾霾颗粒大小不同，进入呼吸道的位置不同

二、"霾"引发哮喘

人体受"霾"的刺激最易引发的是哮喘。医生说："冬天本身就是呼吸科门、急诊高峰期，雾霾来袭的时候，门诊高峰达到夏天的 2 ~ 3 倍，每天 600 多人，而呼吸科急诊最高曾达每天 300 人，各种哮喘、肺炎的患者，简直就是人满为患。"流行病学调查的数据显示，发达国家呼吸道哮喘疾病发病率明显高于发展中国家，城市人口发病率更是高出农村地区 6 倍。目前全球约有 3 亿名哮喘患者，我国约有 3 千万名。我国台湾地区著名歌手邓丽君、飞越黄河的车神柯受良，均是被哮喘夺走了生命。

引发哮喘的主要原因有三个：呼吸道感染、接触致敏原和气候的变化。雾霾天气，水汽含量高，空气流动性差，空气中的有害物质较平时更易吸入呼吸道。由于吸入的有害物质是一种微液滴状态，一旦吸进去就很难呼出来，它会粘到气道壁上并迅速地化开，使肺内的有害物质越积越多，给机体的呼吸系统带来非常强的刺激，从而诱发哮喘的发生。

哮喘是一个复杂的疾病，其发病原因包括遗传因素、生活环境、各种过敏原和环境因素的综合作用，以及吸烟等不良习惯的影响。大部分哮喘病是由过敏引起，也就是常说的过敏性哮喘，各个年龄阶段都可能发病。首先，若是遗传导致的过敏，多在儿童时期就会发病，且一个家庭中多人患哮喘，提示遗传因素的主要作用。其次，若是生活环境因素造成的，如城市家庭对孩子过度关注，使孩子生活环境过于干净，限制了孩子对益生菌的接触。这可能导致身体对益生菌产生过度敏感的免疫反应，最终引发哮喘。再次，哮喘的发病也受环境因素的影响，包括接触尘螨、花粉、真菌、动物毛屑等过敏原；吸入二氧化硫、油漆、氨气等非特异性物质；呼吸系统感染，如病毒、细菌、支原体或衣原体感染；食用易致敏的食物，如鱼、虾蟹、蛋、牛奶等；摄入过敏药物，如阿司匹林。另外，气候变化也可能诱发哮喘。最后，不良的生活习惯，如吸烟，不仅是哮喘的触发因素，还是难治性哮喘的重要原因。

人体吸入含有过敏原的颗粒物会刺激呼吸道，出现反复发作的剧烈咳嗽，这种咳嗽多发生于剧烈活动后，或吸入冷空气时，且多见于夜间或晨起时加剧，有时还伴有喘息、胸闷、气急的症状，呼吸时可闻及哮鸣音，严重时呈现端坐呼吸，即患者被迫自主坐起的一种特殊体位。为何患者会出现这种体位呢？是因为在这种体位下膈肌下降，肺的换气量增加，从而减轻换气不足的症状。患者还会出现大汗淋漓、面色发绀，甚至于意识障碍，并伴有气道高反应性，即表现为气道对各种刺激因子呈现高度敏感状态，出现过强或过早的收缩反应，尤其对有长期吸烟史患有上呼吸道感染或有阻塞性肺疾病的患者，更容易出现气道高反应。

为何哮喘发作时会出现剧咳、憋气等症状？通过正常气道与哮喘患者气道的截面比较，比较容易理解（图 5-5）。当哮喘发作时，支气管黏膜突然肿胀，肌肉发生痉挛、管腔变小，吸入和呼出空气受阻，机体不能及时进行氧的交换，致使大脑、心肌及全身组织缺氧。若不能及时缓解阻塞，可因严重缺氧而导致死亡。另外，检查显示在患者哮喘发作时，血常规检查可伴有嗜酸性粒细胞增高，但多数不明显；并发细菌感染时，可伴有白细胞计数增高，且白细胞分类中，嗜中性粒细胞比例明显增高；将痰液涂片在显微镜下观察，可见较多的嗜酸性粒细胞、夏克雷登结晶，以及库什曼（curschmann）螺旋体（也称作黏液栓）；哮喘病患者胸部 X 线检查，两肺呈现透亮增加的过度充气状态；肺功能检测显示通气功能障碍，呼气流速指标显著下降；通过支气管激发试验，可见气道反应性增高；通过支气管舒张试验，来测定气道气流受限的可逆性；还可通过峰值呼气流速反映气道通气功能的变化。

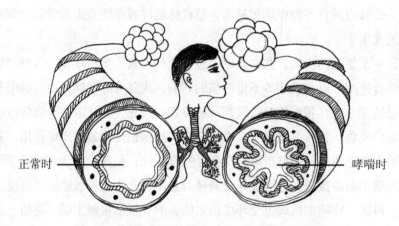

正常时　　　　　　　　　　　　　　　　　　哮喘时

图 5-5　正常状态和哮喘时细支气管变化比较

长期反复哮喘发作的病人可自备肺功能检测装备，进行自我监测，必要时还要进行特异性过敏原检测，测定患者的特异性 IgE，有助于确诊。在临床上过敏性哮喘要与心源性哮喘区分开。心源性哮喘是由于高血压、冠心病、风湿性心脏病等疾病引起左心衰竭，从而导致肺淤血，引发哮喘发生。这种哮喘也出现阵发性咳嗽，常咳出粉红色泡沫样痰，二肺可听到广泛的水泡音，X线检查可见心脏增大，肺淤血。若一时难以鉴别，可先采取雾化吸入选择性 β_2 受体激动剂，或注射小剂量氨茶碱，待症状缓解后，再进一步检查，明确诊断。另外，还有一种喘息性慢性支气管炎的疾病，又称为慢性支气管炎合并哮喘。这种疾病多见于中老年人，有慢性咳嗽史，而且喘息常年存在，且有加重，有时伴有肺气肿体征，二肺可闻及水泡音。对于支气管肺癌病人，尤其是中央型肺癌，导致支气管狭窄或类癌综合征，也可出现咳嗽、喘鸣，或类似哮喘样呼吸困难。肺部可闻及哮鸣音，容易与哮喘混淆，但这种疾病常无诱因，咳嗽可伴有血痰，常伴有呼吸困难及哮鸣症状进行性加重，痰中可见癌细胞，通过胸部 CT 和支气管镜检查，可进一步明确诊断。

哮喘可先采取非药物治疗方法，尽量让患者脱离致敏原，若不能控制，可采取药物干预，但要遵循长期、规范、持续、个体化的用药原则。发作期通过解痉加抗炎的方法快速缓解症状，缓解期要进行长期的抗炎治疗，以控制再次发作，降低气道高反应性，避免促发因素，必要时还可采用免疫疗法。

第五节　空气污染与慢性阻塞性肺疾病

一、空气污染与慢性阻塞性肺病的流行病学调查

空气污染引起呼吸道炎症反应，长期会造成慢性阻塞性肺疾病，即 COPD（chronic obstructive pulmonary diseases）。COPD 是一组疾病的总称，据世界卫生组织（WHO）2019 年发布的统计数据，COPD 是当年全球第三位死亡原因，全世界每年约有 300 万人死于 COPD，并且该数据连年呈现上涨趋势，给社会带来很大的负担，成为影响公共健康的重大问题，其中空气污染和吸烟与 COPD 的发病有绝对的相关性。

二、慢性阻塞性肺疾病的定义

COPD 是以不完全的、可逆的气道阻塞、气流受限为特征，包括慢性支气管炎、肺气肿、哮喘。有些人把支气管扩张也纳入 COPD 范畴中。科学家提出的三环理论（图5-6），清晰地显现出 COPD 与慢性支气管炎、肺气肿、哮喘的关系。什么是老百姓俗称的"老慢支"呢？它是老年性慢性支气管炎的简称，指气管、支气管黏膜及其周围组织的慢性、非特异性炎症，临床上以咳嗽、咳痰、伴喘息为主要症状，简称"咳、

痰、喘"，而且发病每年持续至少三个月，连续两年或更长时间发病，并排除心肺其他疾病的患者，即可诊断为"老慢支"。肺气肿是指终末细支气管远端的气腔弹性减退、过度膨胀、肺容积增大，并伴有肺泡壁和细支气管的破坏，但没有出现明显肺纤维化的病理状态。

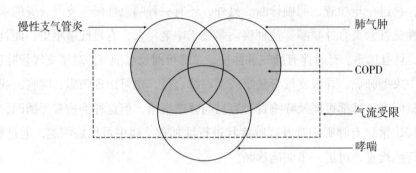

图 5-6　阻塞性肺疾病的三环理论

三、慢性阻塞性肺疾病的病理改变

COPD 特征性的病理学改变，存在于中央气道、外周气道，肺实质和肺的血管系统。气管、支气管以及内径 > 2 ~ 4 mm 的细支气管称为中央气道，中央气道出现炎症，细胞浸润表层上皮，黏液分泌腺增大和杯状细胞增多，使黏液分泌增加，纤毛功能失调。内径 < 2 mm 的小支气管和细支气管称为外周气道，在外周气道引起慢性炎症，导致气道壁损伤和修复过程反复循环发生，修复过程导致气道壁结构重塑，胶原含量增加及瘢痕组织形成，这些病理改变造成气腔狭窄，引起固定性气道阻塞。

COPD 患者典型的病理改变是肺实质破坏，可引起肺泡不正常的永久性扩大，伴有肺泡壁的破坏，导致肺过度充气，气体交换异常，形成肺气肿。气肿的肺泡融合在一起，可形成肺大疱。肺大疱多出现在肺的边缘部位，故容易破裂引起气胸。另外，COPD 的肺血管改变是以血管壁的增厚为特征。血管内膜增生，逐渐发展导致血管发生纤维化和闭塞，平滑肌增生，和血管壁炎症细胞浸润。COPD 晚期出现的肺动脉高压，是重要的心血管并发症，从而继发产生慢性肺心病及右心衰竭，提示预后不良。

四、慢性阻塞性肺疾病的临床表现

COPD 患者临床表现为呼气性呼吸困难，长期反复地咳嗽、咳痰，伴有胸痛、喘息等表现，肺部听诊可闻及干湿性啰音，伴有哮鸣音；同时伴发肺气肿时，呼吸更加困难，并且患者胸廓的前后径增宽，肋间隙增大，剑突下胸骨下角增宽，呈桶状胸；

触诊双侧语颤减弱，胸部叩诊呈现过轻音，听诊呼吸音也降低；X线胸片示肺部呈现极度膨胀状态。除了以上临床表现外，要确诊COPD，须进行肺功能检查。

五、慢性阻塞性肺疾病的治疗

患者根据病情的轻重进行必要的药物治疗，如镇咳、平喘、解痉、支气管扩张等，还可辅助高压负离子氧疗和理疗。严重时，可应用抗生素和糖皮质激素进行治疗，同时在饮食和心理、精神上也要进行调节。

第六节 空气污染与肺癌

据世界卫生组织最新统计，2020年全球肺癌发病人数为220万，居恶性肿瘤第二位，因患肺癌死亡人数达180万，居恶性肿瘤第一位。在我国，近20年来，肺癌的发病与死亡人数一直呈上升趋势。据2016年我国癌症统计数据，肺癌依然位居我国恶性肿瘤发病率和死亡率的首位。

一、肺癌发生的原因

探究肺癌的发病原因，除了长期患有慢性肺疾病和遗传因素外，都与患者生活的环境和吸入空气质量相关。污染空气中的颗粒物含有大量的致癌物，特别是对有肺癌家族史的易感人群，长期吸入污染空气会成为一种非常强的致癌诱因，导致基因突变。长期吸烟者，以及长期浸泡在烟雾环境中的被动吸烟者，比不吸烟者肺癌发病率高10~13倍。吸烟过程可以产生3500种化学物质，其中至少43种是致癌物。据《中国吸烟危害健康报告2020》中提到：中国15岁及以上人群吸烟率从1984年的33.9%下降至2018年的26.6%。其中，男性吸烟率从61%降至50.5%，女性由7%降至2.1%。据此计算，中国15岁及以上的吸烟者人数为3.08亿，其中男性人数为2.96亿，女性人数为1180万。吸烟会造成呼吸道黏膜的反复炎症发作，机体抵抗力、免疫力都会受到不同程度的冲击和失衡，引起机体细胞的免疫逃逸，导致癌变的发生。与吸烟同样的道理，烹调油烟中含有的凝聚物，新装修的房间中大量的化学合成致癌物，长期的雾霾天气吸入颗粒物中的大量致癌物，都将是肺癌发病的重要危险因素和罪魁祸首。综上所述，肺癌的发生是一个多因素多步骤的过程，它包括环境因素、患者的易感性和家族性、患者自身的免疫调节平衡等，任何致癌道路上的差错都可能导致细胞的癌变。

二、肺癌的解剖类型

根据肺癌发生的解剖部位，可将肺癌分为三种类型（图 5-7）：中央型肺癌、周围型肺癌、弥漫型肺癌。中央型肺癌多发生在肺门附近，是肺段支气管以上的部位，占肺癌的多数，多为鳞癌和小细胞癌，临床痰检阳性率较高，发生症状早；周围型肺癌大部分发生于肺的边缘部，肺段支气管以下，多以腺癌为主，临床痰检阳性率低，症状出现晚，容易侵犯胸膜；弥漫型肺癌为非常少见的类型，影像学表现该类型与肺炎或弥散型肺结核非常相似，癌肿多为播散的粟粒样的结节，弥漫分布于肺的全部，很难与转移性癌鉴别。三种类型肺癌的 CT 扫描癌肿部位增强影分别在：支气管中央部、肺的边缘，以及肺内多发散在分布。这种按解剖部位的肺癌大体分类，目的是让读者充分了解癌肿位于器官上的部位和大致形态，但对于治疗并非起到决定性作用。临床上，对肺癌的诊疗作用意义重大的仍然是组织病理分型。近年来，生物靶向药的全面应用和免疫生物治疗的出现，给谈癌色变的患者及家属带来了希望，也说明癌症并非不治之症。

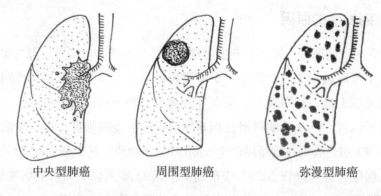

中央型肺癌　　　　　　周围型肺癌　　　　　　弥漫型肺癌

图 5-7　肺癌的分类

三、肺癌的组织病理分型

如何知道肺癌患者的组织病理分型呢？可以通过支气管镜或者针吸活体组织检查获得病灶局部的组织，或将肺癌患者手术后的标本制成组织病理切片，在光学显微镜下观察。肺癌最主要的几种组织类型为鳞癌、小细胞癌、腺癌。明确组织病理分型，对肺癌的治疗方案的确定，起到了关键性作用，也是肿瘤预后评估的重要依据。

1. 鳞癌

鳞癌多来源于较大的支气管黏膜上皮，男性多发，其发病多与吸烟直接相关，占肺癌的 40% ~ 50%。癌细胞分布接近于肺门部，具有向管腔内生长的倾向，常引起支气管狭窄，导致肺不张或阻塞性肺炎。高分化鳞癌，癌巢中多可见角化珠形成，癌细胞间可见细胞间桥，临床细胞学检测多可在痰液中查验到鳞状角化上皮癌细胞，有助于诊断。该类肿瘤生长缓慢，发生转移晚，手术切除机会多，年生存率较高。从分子机制来看，15%鳞癌多有 p53 的基因突变，抑癌基因 RB1 的低表达，有65%的肺癌患者细胞周期蛋白酶抑制剂 p16 失活，并且表达降低。80%的鳞癌患者 EGFR 蛋白过表达，但很少突变。30%患者出现 Her-2/new 高表达。

2. 小细胞肺癌

小细胞癌较常见，占肺癌的1/5，多为中央型。女性占18%，男性占14%，该类型肿瘤分化低、恶性程度高、发展快、转移早，且早期就有广泛转移，预后差，多通过外科手术无法治疗，但该类型肿瘤对放化疗敏感，多采取以化疗为主的综合治疗方案。组织形态表现：癌细胞小，呈现短梭形，无核仁，胞质少，癌细胞常密集成群。有时围绕小血管排列成假菊花团的形状，大量癌细胞聚集在一起，看上去像我们吃的燕麦一样，故又称"燕麦细胞癌"。由于该类型肿瘤可能起源于神经外胚层的嗜银细胞，细胞质内含有神经内分泌颗粒，此类细胞能分泌 5- 羟色胺、儿茶酚胺、组胺、激肽等物质，使患者表现为喘鸣和类似哮喘样的呼吸困难、阵发性心动过速、水样腹泻、皮肤潮红等表现，又称类癌综合征。

3. 腺癌

腺癌是仅次于鳞癌的另一种组织类型，在肺癌患者中占30% ~ 40%，生长于肺组织外周，肺段以下的气道部位，称为周围型，为女性肺癌的常见类型。该类型患者多无吸烟史，组织学上可见分化较高的腺癌癌细胞排列成腺管状，低分化腺癌癌细胞排列成实体状或筛状，异型性明显。腺癌富含血管，故局部浸润和血行转移较鳞癌出现早，容易转移至肝、脑、骨，以及肺内转移，更易累及胸膜，产生胸腔积液。因为生长在外周，初期症状不明显，所以早期很难发现，而且早期就发生血行转移，对放、化疗非常不敏感，预后较鳞癌差。这种肿瘤多来源于支气管腺体，癌组织内可见不同程度的腺体分化及癌细胞产生的黏液形成，具有多种形态，如管状腺泡样、乳头状、和细支气管肺泡型。在亚洲人群中女性无吸烟史的肺腺癌多数有表皮生长因子受体 EGFR 基因的突变和扩增异常。研究显示，采用抑制 EGFR 表达的治疗可以有效地提高患者的生存率。Her-2 肺癌患者中人类表皮生长因子受体 Her-2 发生突变的概率是1.6%，目前已经有针对该基因失活的药物赫赛汀（Herceptin）。鼠肉瘤病毒 K-ras 基因的突变主要出现在非小细胞肺癌，主要是腺癌中，但目前还没有发现可以有效的抑制 K-ras 基因的药物。另外，腺癌还有一类亚型，称细支气管肺泡癌，具有特殊的病理形态和临床表现。细支气管肺泡癌发病具有特定的人群，多集中在女性和青年人。

研究者认为该类型腺癌可能起源于细支气管肺泡 II 型上皮细胞，或位于呼吸道上皮的一种具有分泌功能的细胞——Clara 细胞。该类型肿瘤大体表现为弥漫型和多结节型，有时连接成片，似实变的肺炎。X 线和 CT 影像均呈现多发、结节、弥散的密度增强影，显微镜下可见肿瘤细胞于肺泡壁上呈鳞屑样生长，看上去肿瘤细胞好像蝴蝶坐在栅栏上一样。该类型肿瘤生长完全在支气管肺泡内，不出现间质、血管及胸膜的浸润，癌细胞生长不破坏原肺泡结构，肿瘤细胞大多分化较好，容易出现肺内转移，而不是远处转移。

4. 大细胞癌

肺的大细胞癌恶性度高，是一群肺癌的通称，生长迅速，癌细胞体积较大且大小不一，细胞核大，胞质丰富，有的表现为胞质空亮的透明细胞。可发生于肺门附近，或肺的边缘的支气管，易侵入附近肺组织，并有早期转移，但手术切除机会大。

四、肺癌的临床表现

肺癌的临床表现主要为咳嗽，多为刺激性干咳，咳痰且痰中带血，呈间断性，长期大量咯血较少见。当癌肿造成支气管阻塞，导致阻塞性肺炎时伴有发热、进行性气促加重、呼吸困难等症状。在肺外的表现为：若胸膜或纵隔受肿瘤侵犯，会出现胸痛；肿瘤阻塞支气管，且累及胸膜，可出现胸腔积液、血性胸腔积液；若侵犯或压迫膈神经，导致膈肌麻痹；侵犯或压迫喉返神经，出现声音嘶哑；癌肿压迫食管引起吞咽困难；压迫上腔静脉引起上腔静脉综合征，患者出现急性或亚急性呼吸困难和面颈部肿胀。检查可见颈、上肢，和胸部淤血、水肿，进而发展为缺氧和颅内压增高，需要紧急处理。肿瘤还可在肺外产生具有生物活性的蛋白质或多肽类激素，如甲状旁腺素、降钙素、血管升压素（抗利尿激素）、肾上腺皮质激素等，或引起自身免疫反应，导致副肿瘤综合征。副肿瘤综合征表现为骨骼系统的肥大性骨关节病，骨关节肿胀压痛，手指可出现指端膨大如棒槌样的杵状指，皮肤会出现皮肤黏膜黑色素斑、皮肌炎。有时还可出现 Pancoast 综合征，又称肺尖肿瘤综合征，是因肺尖部的肿瘤浸润压迫而引起的上肢顽固性疼痛；以及同侧颈交感神经麻痹引起的 Horner 综合征，表现为病侧眼球轻微下陷，瞳孔缩小，但对光反应正常，上睑下垂，同侧面部少汗。

五、肺癌的诊断

在中国肺癌取代胃癌成为发病率最高的恶性肿瘤，且仍在持续上升。既往肺癌死亡率高，主要是因为仅有 30% 左右的肺癌患者能早期确诊，大多数肺癌患者常发展到晚期才有临床症状，所以确诊时已到中晚期，失去了治疗的机会。若早期发现，可以大大提高患者生存率。肺癌的诊断目前早期筛查仍主要依赖CT，较过去单纯X射线，CT可显示肺癌更多的征象，可以发现隐蔽部位的癌肿，还可清晰地显示肿瘤对周围器官的侵犯以及淋巴结转移等。近年来，由于肺部的螺旋CT检测成为日常体检的常规项目，肺癌的检出率大大提高，表面上看似肺癌发病率升高了，但由于早期发现率的提升，肺癌的死亡率实际上处于不断下降趋势，术后年生存率也在提高。若要判断肺癌是否发生肺外转移，可采用PET-CT的方法，利用正电子核素标记葡萄糖等人体代谢物作为同位素显影剂，通过病灶对显影剂的摄取来反映其代谢变化，从而为临床提供疾病的生物代谢信息。肿瘤局部糖代谢旺盛，用此方法可以间接检测肿瘤在体内的全身分布情况。除此之外，配合影像学检查的进一步确诊方法，还有痰液脱落细胞学检查、纤维支气管镜、经皮肺穿刺活检，从组织病理学上确诊肿瘤的发生发展情况。肺癌一旦确诊，还要评估其恶性程度，预测患者的生存时间和生存率。通常我们依据WHO发布的临床标准即TNM分级来给予明确的诊断，临床将依据TNM分级不同，设立不同的治疗方案。其中，T是肿瘤局部浸润深度，N是周围淋巴结转移情况，M是远处转移情况，每一种肿瘤都遵循TNM分级。但定级原则根据不同组织，不同肿瘤，标准不同。

六、肺癌的治疗

患者在门诊诊疗后，若被怀疑患肺癌，如何进行诊疗呢？临床基本遵循以下思路：①进行肺癌组织病理学分类，如判断是否为小细胞癌、腺癌，或鳞癌等。②根据检查结果做肺癌的分期，即TNM分期。③决定肺癌的治疗方案。具有手术指征的，由胸外科来决定手术术式和执行手术，术后由胸外科、呼吸内科、肿瘤科和放射科一起评估，决定是否需要进行术后放、化疗和靶向治疗，再由肿瘤科或内科执行术后的持续治疗。④治疗结束安排随访。

临床治疗依据肿瘤的大小、类型、有无扩散，和转移等来制定方案，若肿瘤局限，特别是肿瘤较小，多采取微创手术治疗。若肿瘤直径小于毫米级，可以采取密切观察的方法。若肿瘤范围大，采取手术治疗加放、化疗。若有转移的晚期肿瘤，多采取化疗的方法。目前有很多针对特异性基因突变的肿瘤，采取生物靶向治疗获得很好的临床效果。近年来，科学家提出的针对PD-1的一种免疫抗肿瘤药物，对于基因突变检测无论是阴性还是阳性的患者都具有较好的疗效。

【小贴士】

哮喘虽然不能彻底治愈，但完全可以控制。调整环境因素、避免接触过敏原和有害刺激，必要时进行脱敏治疗或迁移治疗，同时还要改善饮食、增强体质、预防感染，保持有规律的生活，保有乐观的情绪。

日常要加强预防意识，将疾病扼杀在初期。减少与污染空气接触的机会，避免人为造成空气污染，如吸烟、室内燃烧生物材料；避免在传染病高发季节到人群密集场所；加强自身锻炼，调整工作节奏。对感冒等上呼吸道易感者应加强呼吸功能锻炼。

是否会患肿瘤性疾病，最关键还是在深入了解疾病发生发展的本质的同时，加强对自身的保护，防患于未然。如何增强防护意识呢？如加大加强防癌、抗癌教育，避免环境致癌物的过多吸入、避免接触化学致癌物。肺部原发性疾病如阻塞性肺疾病、肺结核、肺部感染等要积极治疗，提高自身免疫力，每年定期进行体格检查。尤其是＞40岁，有肺癌家族史的重点人群，要定期进行肺部增强螺旋CT检查，争取早期发现、早期治疗。

第六章　谈癌不色变

——带你一起认识肿瘤

肿瘤是目前危害人类健康最严重的常见病之一，是医学、生物学研究领域的一个重要课题。我国每年因患肿瘤死亡人数约 300 万，占全世界肿瘤死亡人数 1/10。我国的肿瘤发病率已达 286 人 /10 万，死亡率达 181 人 /10 万，处于高位水平，且有逐年上升的趋势。肿瘤的患病者多为中老年，50 岁以上占全部人数的 80% 以上。

第一节　肿瘤发病的流行病学调查

肿瘤在发展中国家发病率高。所谓发展中国家，是以往以农业、畜牧业为主并正在快速向工业发展的国家。城镇工业快速的发展，如环境保护不足，造成环境污染严重，如空气、水、土壤的污染，大大提高了肿瘤的发病率。据不完全统计，肿瘤的发病病因 80% 是环境因素引起的。目前，我国高发的十大肿瘤分别是肺癌、胃癌、结直肠癌、肝癌、食管癌、乳腺癌、胰腺癌、恶性淋巴瘤、膀胱癌和甲状腺癌，前几种都与环境因素密切相关。

恶性肿瘤危害大，死亡率高，平均每分钟就有 6 人死于癌症，人们谈癌色变。肿瘤是不是可控的呢？国际上有专家认为，在恶性肿瘤中 1/3 是可以治愈的，1/3 是可以预防的。随着医学研究的发展，肿瘤的治疗方法越来越有效。从预防的角度，环境的保护与治理、良好的生活方式和饮食结构的建立对预防肿瘤尤其重要。因此了解肿瘤知识是十分必要的。

第二节　什么是肿瘤

肿瘤是机体在各种致瘤因素作用下，局部组织的细胞在基因水平上失去了其生长的正常调控，导致克隆性的异常增生而形成的新生物。这种新生物常常表现为局部肿块。

一、肿瘤的发生

一般来讲，肿瘤发生的因素分为外因和内因。外因就是环境因素，内因就是机体的抗癌能力。基因水平表现的是基因损伤，这些基因的损伤究竟是哪些基因呢？具体地讲，主要包括两大类基因：癌基因和抑癌基因。癌基因和抑癌基因主要是调控细胞的增生和分化，因此这种基因的损伤常常导致细胞异常增生。

二、肿瘤的特性

肿瘤生长的特性是异常增生。这种异常增生具体表现为两个方面：一方面，肿瘤增生具有质的改变，主要是细胞分化的异常，表现为不分化，分化不成熟；另一方面，肿瘤增生具有"自律性"，即丧失了正常细胞对生长控制的反应，具有相对的无限制、失去控制、不协调的生长倾向，从而形成新生物。

第三节　肿瘤的形态

一、肿瘤的数目

肿瘤通常是单发，有时可多发，如家族性神经纤维瘤病（图6-1）及家族性多发性肠息肉病（图6-2），表现为在皮肤或肠黏膜上出现多发的息肉状的腺瘤，息肉数目可达上百个。肿瘤的大小也千差万别，小的很小，如微小胃癌的直径< 0.5 cm，小胃癌的直径< 1 cm；大的可以很大，通常发生在体表或者体腔内，因为有足够的空间使容纳体积增大的肿瘤而不受限制。如女性卵巢的囊腺瘤在腹腔宽松的空间中，可以长得很大，甚至长到如脸盆一样大小。

二、肿瘤的大体形态

肿瘤的形状跟生长方式有关，外生性生长，可为乳头状，该乳头可表现为绒毛状、息肉状（有蒂）、乳头状、菜花状（广基）（图6-3）；而膨胀性生长的表现为结节状、分叶状、囊肿状；浸润性生长的表现为蟹足状（树根状）、肥厚团块状，以及溃疡状（图6-4）。人们常说的肿瘤性溃疡的形成，多是在肥厚的基础上中间发生坏死脱落而形成的缺损，即溃疡。

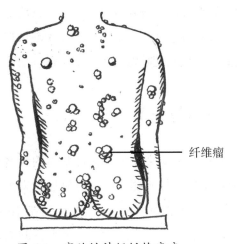

图 6-1　家族性神经纤维瘤病

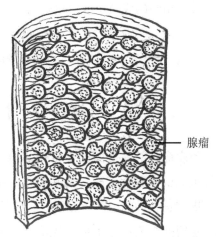

图 6-2　家族性多发性肠息肉病的肠管黏膜
面表现

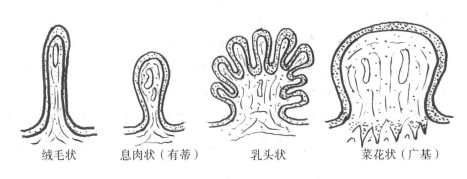

绒毛状　　　息肉状（有蒂）　　　乳头状　　　菜花状（广基）

图 6-3　肿瘤外生性生长的方式

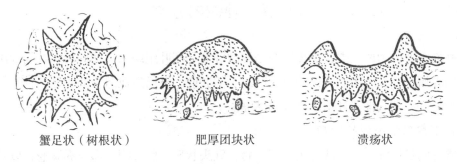

蟹足状（树根状）　　　肥厚团块状　　　溃疡状

图 6-4　肿瘤浸润性生长的方式

三、肿瘤的显微镜下表现

肿瘤在显微镜下特征性的表现为异型性。所谓肿瘤的异型性，是指肿瘤组织在细胞形态或组织结构上，与其来源的正常组织有不同程度的差异。肿瘤组织的异型性反

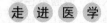

映了肿瘤组织的成熟程度，也就是分化程度。异型性小，分化程度高；异型性明显，分化程度低。区别异型性是诊断肿瘤，尤其是鉴别良恶性肿瘤的主要组织诊断依据。一般来讲，分化程度越高，肿瘤的恶性度越低；分化程度越低，肿瘤的恶性度越高。

第四节　肿瘤的命名与分类

肿瘤命名的一般原则是根据其组织发生及组织来源来命名。良性肿瘤的命名是来源组织的名称加上瘤，如来源于纤维结缔组织的良性肿瘤，称为纤维瘤；来源于腺上皮的良性肿瘤，称为腺瘤。恶性肿瘤的命名是恶性肿瘤来源组织的名称加上癌，或者是肉瘤。来源于上皮组织的恶性肿瘤，称为癌；来源于间叶组织的恶性肿瘤，称为肉瘤。

常见的上皮组织有鳞状上皮，如皮肤、食管、外阴、子宫颈鳞状上皮；被覆黏膜的柱状上皮和腺器官的腺上皮，如肝、胰、甲状腺、卵巢等。尿路上皮有肾盂、尿道等。发生在这些上皮的恶性肿瘤，统称为癌，如鳞状上皮癌。来源于腺上皮的称为腺癌。间叶组织来源的有纤维结缔组织、平滑肌、横纹肌、软骨和骨组织，发生在这些组织的恶性肿瘤，统称为肉瘤，如平滑肌肉瘤、骨肉瘤等。

人们常把淋巴造血系统的肿瘤，如白血病、淋巴瘤称为血癌和淋巴癌，而把起源于骨的癌变称为骨癌。从医学专业角度来看，这些名称都是不准确的，它们分别应被称为白血病、淋巴瘤，以及骨肉瘤。

第五节　肿瘤的分类

肿瘤主要分为两大类：上皮组织来源的肿瘤和间叶组织来源的肿瘤。在间叶组织来源的肿瘤里，又分为非淋巴造血间叶组织的肿瘤、淋巴造血组织的肿瘤、神经外胚叶源性的肿瘤和其他多种组织构成的肿瘤。

1. 上皮组织来源的肿瘤

常见的良性肿瘤有皮肤乳头状瘤、膀胱乳头状瘤、肠腺瘤、卵巢囊腺瘤，以及乳房纤维腺瘤等。常见的恶性肿瘤有鳞状上皮细胞癌、基底细胞癌、腺癌，以及尿路上皮细胞癌。

2. 非淋巴造血间叶组织肿瘤

良性肿瘤有纤维瘤、脂肪瘤、血管瘤和平滑肌瘤等。恶性肿瘤为肉瘤，如纤维肉瘤、骨肉瘤等。

3. 淋巴造血组织肿瘤

如白血病、淋巴瘤等。

4. 神经外胚叶源性肿瘤

中枢神经系统肿瘤多为胶质瘤，周围神经有神经鞘瘤和神经纤维瘤，还有视网膜母细胞瘤、色素痣和黑色素瘤等。

5. 其他多种组织构成的肿瘤

如畸胎瘤、肾胚胎瘤等。

第六节　肿瘤的生长方式

肿瘤一般有下列三种生长方式：第一种是膨胀性生长，主要是良性肿瘤的生长方式；第二种是外生性生长，是良性肿瘤和恶性肿瘤同时具有的生长方式；第三种是浸润性生长，主要是恶性肿瘤的生长方式。

一、膨胀性生长

膨胀性生长是大多数良性肿瘤所表现的生长方式，生长缓慢，周围正常组织与肿瘤组织分界清，呈结节状，有包膜，可挤压周围组织。如果位于皮下层的，临床确诊的时候常常可以推动，手术容易切除。

二、外生性生长

外生性生长常常发生在体表、体腔表面或管腔道的器官，如消化道、泌尿生殖道等表面的肿瘤，常常向外生长，呈乳头状、息肉状、蕈伞状和菜花状。如果是良性肿瘤，其表现为单纯性地向外生长。如果是恶性肿瘤，其除了向表面表现为外生性生长以外，向组织深部同时呈基底部宽的锯齿状不规则浸润性生长（图6-5）。如果表现出一个息肉的形状，这个息肉因其良恶性不同，常常表现得不同，良性肿瘤一般体积比较小，有一个细细的蒂，而恶性肿瘤其基部常常是一个广聚的、矮柱状的表现。

三、浸润性生长

浸润性生长大多为恶性肿瘤的生长方式，呈蟹足状，常像树根长入泥土一样（图6-6），由于分界不清，手术后常常要结合化疗或者放疗。

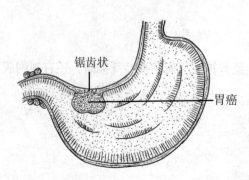

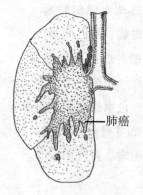

图 6-5　胃癌外生性生长，基部不规则锯齿
　　　　状浸润

图 6-6　肺癌浸润性生长

第七节　肿瘤的扩散

肿瘤的扩散具有浸润性。生长的恶性肿瘤不仅可以在原发部位继续生长蔓延，而且还可以通过多种途径扩散到身体其他部位，可表现为局部浸润和直接蔓延，也可以是转移的形式。

一、局部浸润和直接蔓延

局部浸润和直接蔓延强调原发瘤沿着周边组织，间歇向局部直接浸润蔓延。原发瘤是连续不断的，如子宫颈癌的直接蔓延（图 6-7），向周边可以直接浸润蔓延到盆腔，向前可以直接蔓延破坏膀胱，向后可以直接蔓延破坏直肠，向上可以直接蔓延破坏子宫体。

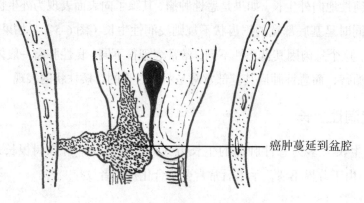

癌肿蔓延到盆腔

图 6-7　子宫颈癌的直接蔓延

二、转移

肿瘤细胞从原发部位侵入淋巴管、血管，或者体腔，并被带到他处而继续生长，形成与原发瘤同样类型的肿瘤，这个过程称为转移，所形成的肿瘤被称为转移瘤或继发瘤。这个概念强调两个关键词：一个是带到他处，就是说它是跳跃式地生长，与原发瘤不连续；另一个是继发瘤，就是说和原发瘤的特性一致，表明是原发瘤转移过去的，如胃癌转移到肝脏，在肝脏上发现的肿瘤特性与胃部的原发肿瘤一样，称为肝转移性胃癌。

三、肿瘤的转移途径

转移有以下三种途径：

1. 淋巴道转移

癌细胞侵入淋巴管，首先到达局部淋巴结，继而逐渐转移到第二站、第三站，以及远处的淋巴结。转移的淋巴结常表现为淋巴结肿大，质地变硬。故在手术切除治疗过程中注意淋巴结的清扫。

2. 血行转移

瘤细胞侵入血管转移到远隔的器官，瘤细胞通常容易突破静脉，因为静脉比动脉壁薄，突破静脉的这些瘤细胞随着血流运行到达腔静脉，回到右心，从右心入肺，因此血行转移最常见的器官是肺。胃肠道的肿瘤可以通过肠系膜静脉转移到门静脉系统，由门静脉进入肝脏，因此肝脏也是血行转移的常见器官。

3. 种植性转移

体腔器官的肿瘤生长蔓延出器官表面时，瘤细胞脱落，并像播种一样种植在体腔的各器官表面，形成多数转移性瘤，将这种转移方式称为种植性转移或播种。常见于腹腔器官的癌肿，如胃癌，破坏胃壁可以种植于腹腔；另一种被称为 Krukenberg 瘤的转移瘤，就是胃黏液癌的癌细胞从器官表面脱落，种植到腹腔内卵巢上形成的肿瘤。

第八节　肿瘤的分级与分期

肿瘤的分级（grading）和肿瘤的分期（staging）是评价肿瘤生物学行为和诊断的最重要指标，也是恶性肿瘤生物学行为和预后评估重要的依据。

一、肿瘤的分级

肿瘤的分级常用于恶性肿瘤。根据肿瘤的异型性程度，即分化（differentiation）程度来进行分级。分化程度是指细胞从胚胎时的幼稚状态逐步走向成熟为正常细胞的发育过程。肿瘤细胞分化程度越低，其与正常组织结构和细胞形态差别越大，细胞功能就越少，恶性程度就越高。通常临床上采用三级分级法：一级，分化良好、低度恶性，称高分化；二级，分化中等、中度恶性，称中分化；三级，分化差、高度恶性，称低分化或未分化。

二、肿瘤的分期

肿瘤的分期常根据原发瘤的大小、浸润的程度、扩散的范围，以及扩散的情况来确定。在临床肿瘤分期中早期癌的概念尤为重要。国际抗癌联合会采用的分期法是TNM系统：T表示原发瘤的大小，通常用 $T_1 \sim T_4$ 代表不同肿瘤的大小；N表示淋巴道是否有转移，N_0 表示无淋巴结转移，N_1 表示局部少数淋巴结转移，N_3 表示远处多数淋巴结转移；M表示是否有血行转移，M_0 表示无血行转移，M_1 或 M_2 均表示有血行转移。

第九节　肿瘤对机体的影响

良性肿瘤和恶性肿瘤对机体的影响是不一样的。良性肿瘤由于分化成熟、生长缓慢、停留在局部不浸润、不转移，因此对机体的影响小，主要的表现是局部压迫和阻塞症状，如消化道良性肿瘤、子宫的平滑肌瘤，以出现梗阻和压迫症状为主；颅内的良性肿瘤，如脑膜瘤，可以压迫脑组织，阻塞脑脊液回流，引起颅内高压及相应的中枢神经系统症状。良性肿瘤还可表现为对机体内分泌的影响，但通常是内分泌腺本身发生肿瘤，因此可以分泌相应的激素，如脑垂体前叶的嗜酸性腺瘤能分泌生长激素，该肿瘤若发生于儿童，成年后会造成巨人症，该肿瘤若发生于成年人，由于该年龄阶段的骨龄已经闭合，因此主要表现是肢端肥大症。恶性肿瘤对机体影响大，因为其生长快、容易浸润和转移，破坏脏器的功能，如肝脏巨大的癌块，癌在生长过程中占据了肝脏大部分位置，直接影响肝脏的功能，且出现局部压迫和阻塞的表现；同时，它还可以出现继发改变，如在肿瘤发生坏死基础上形成溃疡，甚至穿孔；还会产生异位激素而引起内分泌紊乱。恶性肿瘤为什么会产生异位激素？肿瘤的本质就是异常增生，表现为分化异常，可出现应该分化的没分化出来，不应该分化的分化出来了，如肺癌会把能合成抗利尿激素以及促进肾上腺皮质素的基因表达出来，因此它就能合成这些激素而引起异位激素的影响。恶性肿瘤快速无限地生长可造成机体代谢失调，形成恶病质，这种情况发生于晚期肿瘤患者。

第十节　良恶性肿瘤的鉴别

由于良性肿瘤和恶性肿瘤对机体的影响是截然不同的，所以临床对良恶性肿瘤的鉴别就显得尤为重要。良性肿瘤与恶性肿瘤的鉴别：①组织分化程度上，良性肿瘤有分化好、异型性小，与原有的组织形态相似的特征。而恶性肿瘤分化不好、异型性大，与原有组织的形态差别大。②生长速度上，良性肿瘤生长缓慢，恶性肿瘤生长比较快。从继发改变的差异上看，良性肿瘤很少发生坏死和出血，而恶性肿瘤常发生出血和坏死，并有溃疡形成。③生长方式上，良性肿瘤多为膨胀性和外生性生长，常有包膜形成，与周围组织多分界清楚，因此若肿瘤生长在体表，通常可以推动。恶性肿瘤呈浸润性和外生性生长，没有包膜，多与周围组织分界不清楚，通常不能推动。④发生转移的差别上，良性肿瘤不转移，恶性肿瘤可有转移；良性肿瘤很少复发，而恶性肿瘤复发多见。⑤对机体的影响上，良性肿瘤小，主要是表现为局部压迫或阻塞作用，而恶性肿瘤对机体影响比较大，除了压迫和阻塞外，还可以破坏组织、引起出血，合并感染，甚至造成恶病质，即因肿瘤患者代谢增强而导致的身体脂肪和肌肉短时间内严重流失，引起患者高度营养不良、极度消瘦。

第十一节　环境自然因素及致癌机制

肿瘤的发病可以归结为外因和内因的双重作用。外因通常是周围环境的各种自然因素，有化学、物理、生物因素；内因泛指机体抗肿瘤的能力下降。生活在同一环境下的机体，为什么只有少数人发生肿瘤，而绝大多数人都不发生？说明内因和外因同时起到作用，外因是条件，内因是根本。

一、化学致癌因素

医学动物实验证明多种化学致癌物与人类恶性肿瘤密切相关，可分为直接致癌物和间接致癌物。直接致癌物，如烷化剂，其本身就是一种抗癌药。环境中大多数的致癌物是间接致癌物。间接致癌物进入人体后，需要参与体内代谢，尤其是肝脏代谢，才具有致癌特性。常见的间接致癌物有哪些？如多环芳烃是一种强致癌物，其含有3,4-

苯并芘，20 世纪初日本学者实验研究，用煤焦油长期涂抹兔子的耳朵，可诱发皮肤癌。煤焦油中的主要成分就是 3,4- 苯并芘。工业废气中 3,4- 苯并芘的含量较高，常引起肺癌。用碳烧烤和烟熏的食物含有一定的煤焦油，该煤焦油里就含有 3,4- 苯并芘，长期食用这种熏烤的食品容易引起胃癌。芳香胺类也是致癌物，据报道苯胺印染厂工人膀胱癌的发病率较高，长期接触泄漏的乙萘胺后，其在肝内代谢，通过肾脏排出而积聚在膀胱，导致膀胱癌的形成。二甲基氨基偶氮苯，俗称奶油黄，可以引起肝癌。亚硝胺类是另一种致癌物，含有亚硝胺盐的前驱物质亚硝酸盐二基氨，在自然界中普遍存在。亚硝酸盐是鱼类、肉类的防腐剂、着色剂和腌制剂，长期食用这些食品，患癌风险明显增加。流行病学调查，日本渔村因冰箱的普及应用，胃癌的发生率明显下降，这是为什么呢？日本是岛屿国家，渔业发达，在以往没有冰箱的情况下，捕捉上来的鱼吃不掉，只能把它腌制起来。随着冰箱的普及，用该方法保存鱼类的情况大大减少，多进食新鲜的鱼类，食物中亚硝酸盐含量就显著降低，因此胃癌的发生率明显下降。黄曲霉素广泛存在于长久保存霉变的食物中，特别是玉米和谷类。黄曲霉素 B 致癌性最强，它的致癌作用比二甲氨基偶氮苯高 700 倍，比二乙基亚硝胺高 75 倍，而且化学性稳定，加热后仍然具有活性，最容易导致肝癌的发生。

二、物理致癌因素

电离辐射、X 线、放射线、核素、紫外线、日辐射、长期慢性炎性刺激、创伤异物（如石棉纤维）以及物理因素等，易导致肿瘤的发生。在日本长崎、广岛原子弹爆炸后的幸存居民中，白血病发病率高，其主要原因就是受放射性辐射的影响。西方人喜欢日光浴，因而紫外线导致的皮肤癌发病率高。物理性致癌因素不如化学性、生物性致癌因素那么显著，是因为其致癌需要的时间长，肿瘤的发病率比较低，容易防护。

三、生物性致癌因素

生物性致癌因素中起主导作用的是病毒。一种是 RNA 类致瘤病毒，如 T 细胞白血病病毒、淋巴瘤病毒可引起白血病以及淋巴瘤，这些淋巴瘤和白血病的患者在发病前常有病毒感染病史。另一种是 DNA 致癌病毒，常见有三类：人类乳头瘤病毒，尤其是 16、18 亚型，可引起子宫颈癌；EB 病毒可引起 Burkitt 淋巴瘤和鼻咽癌；乙型肝炎病毒可引起肝癌。

第十二节　遗传与肿瘤

一、肿瘤会不会遗传

真正属于遗传的肿瘤很少，属于遗传性的肿瘤可以表现为两个方面。一方面，常染色体显性遗传的肿瘤，其致病因子可传给子代，子代就会发病或者携带有这个致病基因，如视网膜母细胞瘤、肾母细胞瘤、肾上腺或神经节的神经母细胞瘤、结肠多发性腺瘤性息肉病、神经纤维瘤病，这些肿瘤是具有遗传性的，可以直接遗传后代。另一方面，是常染色体隐性遗传的遗传综合征，它的遗传位点如 Bloom 综合征累积的是 DNA 修复基因，Li-Fraumeni 综合征累积的是 $P53$ 基因，从该角度看它是遗传的，一旦这个 DNA 修复基因 $P53$ 损伤，这些患者就容易患肿瘤，表现为遗传易感性，也就是表现为家庭群聚现象。

二、什么是遗传易感性肿瘤

遗传易感性肿瘤的遗传是多基因遗传，外加环境等多方面因素综合作用，表现为家庭群聚现象。肝癌、胃癌、乳腺癌都有这种家庭群聚现象。例如，爷爷患肝癌，爸爸也患肝癌，那儿子患肝癌的可能性如何？从这个家族来讲，他们的抗癌能力受多基因遗传影响，但同时处在同一个生活环境中，因此儿子就可能容易患肝癌，表现为家庭的群聚现象，而不是肝癌真正的直接遗传。在西方有一种说法，叫"外祖母的阴影"，就是说外祖母患乳腺癌了，妈妈患乳腺癌了，以此来判断女儿将来会不会患乳腺癌。乳腺癌的发生也与遗传有关，它表现的也是遗传易感性，而不是乳腺癌的直接遗传，绝大多数的肿瘤都不是直接的遗传。

【小贴士】

1. 肿瘤的三道防线是什么？

肿瘤的第一道防线是环境的保护、环境的治理、不良生活习惯的改变，以及良好的饮食结构的建立，避免有害致癌物的接触。肿瘤的第二道防线是早诊断、早治疗。肿瘤的早诊断非常重要，以胃癌为例，若在早期阶段检测出胃癌，手术后患者的 5 年生存率可达 90% 以上。什么是 5 年生存率？并不是说对肿瘤患者有所预测，他只能活 5 年，而是对患者确诊后随访到 5 年时，患者是否还存活。一般肿瘤手术后 5 年再复发的很少，因此这里讲到的年生存率就是存活率的概念，即胃癌在早期阶段就进行手术治疗的话，治愈率达到90%以上。若在更早期微小胃癌这个阶段检出的话，5年生存率乃至10年生存率可达100%。因此，肿瘤的早诊断非常重要。肿瘤的第三道防线就是以手术为主的积极的综合治疗。患者到医院就诊，通常已表现出一定的症状，说明已经不是处在早期阶段，尽管这样，也不能放弃对患者的治疗，而要采取积极的以手术为主的综合治疗，这就是肿瘤的第三道防线。

2. 治疗肿瘤最有效的措施是什么？

目前，治疗肿瘤最有效的措施还是以手术为主，新辅助治疗为辅的综合治疗。该综合治疗是指除手术外，可结合化疗、放疗以及免疫治疗，特别是近十几年来生物靶向药物的发现，使其很快成为被青睐的肿瘤综合治疗的一部分。另外，中医治疗也是肿瘤综合治疗的一个方面。中医的治疗思维方式与西医不同，它是以全身调理为主要思维的医学。中医治疗起效慢，但对部分肿瘤效果显著。尽管如此，我们也不要夸大它的疗效，更不能神化，要用科学的态度和方法，客观理性地对待所有的治疗手段。

3. 肿瘤基因的检测对预防肿瘤有意义吗？

社会上宣传肿瘤基因检测，有人会问肿瘤基因检测对预防肿瘤有意义吗？从肿瘤发病的角度来讲，肿瘤基因检测对防止肿瘤的发生发展是有一定意义的。对于发现有重要基因突变的人群，采取积极的随访，一旦发生肿瘤，就可以在早期阶段进行针对性的干预或治疗，如美国女演员安吉丽娜·朱莉在健康状态下，检测到自己有乳腺癌发病的易感基因，同时这个基因还有促使卵巢癌发生的危险。虽然临床上未出现任何患病征兆，但她却积极地选择了进行乳腺及卵巢的预防性切除，防患于未然。当然在预防的同时，这种过度的治疗是否可取，还有很大争议。

4. 肿瘤要不要早期诊断？

有一位美国学者认为肿瘤不要做早期诊断，他的理论依据是什么？他强调了心理因素对疾病的影响，认为肿瘤在没有早期检出之前，患者生活得很开心，一旦检出后，精神负担加重，甚至有可能被吓死。这一观点是不是有道理？表面上看很有道理，实际不然。一方面，他夸大了心理因素对疾病的影响；另一方面，是对肿瘤早期检出的意义认识不足。我们应该向人们大力宣传肿瘤早期检出的意义重大，即在早期阶段检测出来，应该感到庆幸，因为在早期阶段就对肿瘤进行干预和治疗的话，预后是非常理想的。

第七章 抓住突然死亡的元凶

——心血管疾病

从世界范围总体水平来看，尤其在西方发达国家，心血管系统疾病是人类死亡的第一杀手。每年死于心血管疾病达 1750 万人，通常死于冠心病和脑血管意外，而引发这两种意外的疾病就是下面着重介绍的两类疾病：动脉粥样硬化和原发性高血压。

第一节 动脉粥样硬化

动脉粥样硬化是一种常见病，是西方发达国家的主要死亡原因之一。近年来，我国该病的发病率也有所升高，北方高于南方。在 40～49 岁的人群中，冠状动脉粥样硬化检出率为 58.36%，接近 60%；主动脉粥样硬化检出率为 88.31%，接近 90%，而且随着年龄的增长而增加。

一、动脉粥样硬化的危险因素与发病

动脉粥样硬化的危险因素归纳为以下三个方面：一是致病的物质基础，主要是脂质代谢障碍；二是发病条件，即血管壁抗脂质沉积的能力下降；三是其他影响因素，如高血压、吸烟、性别、年龄、饮食、内分泌、遗传和糖尿病等。

（一）动脉粥样硬化发病的物质基础

脂质代谢障碍，特别是有高脂血症的人，表现为血浆总胆固醇增高或甘油三酯增高。其次是易引起动脉粥样硬化的高危险性血脂蛋白综合征，表现为低密度脂蛋白、极低密度脂蛋白、甘油三酯和载脂蛋白 B 升高，而高密度脂蛋白和载脂蛋白 A 降低，这些人容易引起动脉粥样硬化。

（二）动脉粥样硬化的发病条件

血管壁抗脂质沉积能力下降是动脉粥样硬化的致病条件。首先，血管内皮细胞受损容易导致脂质蛋白侵及内膜下，如高血压和吸烟等可引起内膜损伤。其次，动脉壁

对脂质的清除能力下降。如老年人的血管壁对脂质的清除能力下降，因此动脉粥样硬化的发生率随着年龄的增长会逐年增高。

（三）引发动脉粥样硬化的因素

高血压、血管痉挛、内皮细胞缺氧等因素使血管内膜损伤，容易造成脂质沉积到内膜下；吸烟者吸入的尼古丁可损伤血管内膜引起脂质的沉积；性别因素方面，在围绝经期（更年期）以前的女性动脉粥样硬化发病低，而到了围绝经期（更年期）后，女性和男性发病率一致，提示雌激素对动脉粥样硬化发生的抵抗具有保护作用；年龄因素方面，老年人血管壁清除脂质的能力下降；不健康的饮食会引起脂质代谢异常；内分泌障碍也主要作用在脂质代谢这个环节；遗传既可作用在脂质代谢这个环节，也可引起血管清除脂质能力下降，但以脂质代谢障碍为主；糖尿病也主要引起脂质代谢障碍。

二、动脉粥样硬化的病理变化

根据病变的发展过程，可以把动脉粥样硬化的病理变化分为以下三个时期：脂纹和脂斑期、纤维斑块期及粥样斑块期，其中粥样斑块又称粥瘤。脂纹和脂斑期表现为内膜下脂质沉积，可见血管内皮下形成脂斑，为针帽大小，颜色似蜡滴，而脂纹宽 1~2 mm，长短不一，呈黄色，不高或略隆起于内膜表面。纤维斑块期表现为脂质沉积到内膜，大量纤维组织增生，而在血管内壁下形成纤维帽，脂质被埋于深层，这时从血管内膜可以看到血管上有隆起于内膜表面的斑块（图 7-1）。斑块表面因纤维结缔组织增多且变性，呈现瓷白色，略带光泽。发展到粥样斑块期，纤维帽下的脂质沉积处发生坏死，斑块变软，形成灰黄色的粥糜样的物质。病情继续发展，隆起的斑块因缺血缺氧出现坏死，坏死脱落形成溃破；斑块下有纤维结缔组织增生和钙盐沉着，使得斑块硬化，形成动脉粥样硬化。

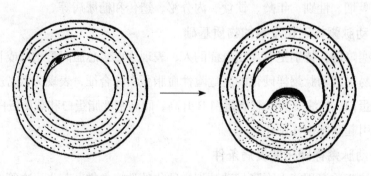

图 7-1 动脉粥样硬化早期表现：脂质内膜下沉，血管腔变窄

三、动脉粥样硬化的继发性病变及复合病变

动脉粥样硬化的继发性病变主要表现为斑块内出血、斑块破裂、粥瘤性的溃疡。临床上把纤维帽薄、深层坏死灶大的斑块称为易损斑块或不稳定斑块，这种斑块更容易破裂。斑块破裂后，脂核暴露于管腔，而脂核是高度致血栓形成的物质，富含组织因子，在斑块破裂处形成血栓，阻塞血管。破溃的血管平滑肌层弹性下降和变薄，在血流的压力下容易形成动脉瘤。如果在冠状动脉粥样硬化、脑动脉粥样硬化基础上血栓形成，可以造成心肌梗死和脑梗死。凡是有病变的组织，总是有钙盐沉着，在血管壁下形成钙化。脑动脉粥样硬化形成脑动脉瘤破裂可引起脑出血；主动脉粥样硬化形成主动脉瘤，破裂可引起致命性的出血。

四、重要器官的动脉粥样硬化

1. 脑动脉粥样硬化

好发年龄比冠状动脉粥样硬化晚，一般在 40 岁后就可出现脑动脉粥样硬化斑块，但在 60 岁后才比较明显。好发部位多在基底动脉的 Willis 环和大脑中动脉，以及颅内颈动脉起始部。病变特点为脑萎缩：脑重量减轻、体积缩小，临床上常表现为老年痴呆。脑动脉粥样硬化引起的脑萎缩是我国老年痴呆最常见的原因，患者常表现为近事遗忘和性格改变。脑血栓形成易引起脑梗死，组织学表现为脑软化，患者出现失语、偏瘫，甚至死亡。动脉粥样硬化导致血管内动脉瘤形成，动脉瘤容易破裂引起脑出血，后果与出血的量和出血的部位有关。

2. 肾动脉粥样硬化

常累及肾动脉主干、弓形动脉和叶间动脉。若动脉血栓形成，可引起肾梗死、瘢痕修复，致动脉粥样硬化性固缩肾。

3. 主动脉粥样硬化

常发生于腹主动脉、降主动脉、升主动脉后壁及分支开口处，动脉瘤破裂可引起致命性的出血，也可以引起主动脉瓣膜病。

4. 四肢动脉粥样硬化

下肢常见，且较严重，动脉硬化引起血供障碍、血管堵塞，导致肢体萎缩，甚至梗死后大块组织发生坏死，表现为坏疽（图 7-2），临床可以引起间歇性跛行。

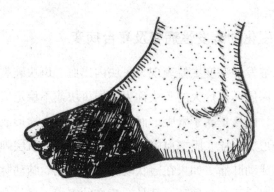

图 7-2 足坏疽

五、冠状动脉粥样硬化

冠心病的最主要原因是为心脏供血的冠状动脉发生粥样硬化。其好发部位是冠状动脉的左前降支、右主干、左主干以及左回旋支、后降支。硬化血管的内腔按狭窄的程度，每 25% 为一级，分为四级。因为动脉粥样硬化引起冠状动脉管腔狭窄，< 25% 为Ⅰ级，25% ~ 50% 为Ⅱ级，50% ~ 75% 为Ⅲ级，> 75% 为Ⅳ级（图 7-3）。另一种引起冠心病的情况是冠状动脉收缩，它多是在冠状动脉粥样硬化的基础上，在血管已经有一部分狭窄的前提下，再痉挛收缩，从而加重缺血，心肌耗氧剧增，加重冠状动脉的缺血而引起冠心病。

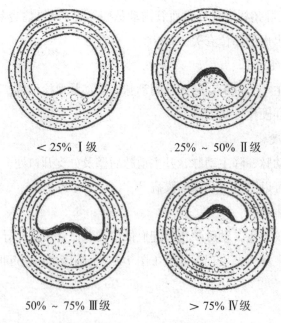

图 7-3 动脉粥样硬化狭管程度分级

（一）冠心病的临床类型

冠心病的临床类型包括心绞痛、心肌梗死、慢性缺血性心脏病、心脏性猝死。各型的缺血特点与主要病变均不同。心绞痛表现为短暂的相对性缺血，时间通常不超过5～10分钟，主要表现是心肌短暂性缺血缺氧，经过休息或含服硝酸甘油后缺氧可缓解，此时心肌并没有发生坏死。心肌梗死的特点是持久而绝对性的缺血。心肌对缺血缺氧的耐受性多可达30分钟。若超过30分钟，心肌细胞逐渐发生凝固性坏死，但在一定时间内很难通过肉眼观察到心肌的梗死灶，较早出现生化指标的改变，如心肌酶的变化，可通过静脉抽血快速检测，从而明确疾病发展进程。慢性缺血性心脏病的缺血特点是慢性的、相对的，而导致的病变特点除心肌细胞坏死外，还出现心肌间质的纤维组织增生，导致心肌纤维化。心脏性猝死的缺血特点是急速的绝对性缺血，主要病变特点是可以看到新鲜的梗死灶。

（二）冠心病的临床表现

根据冠状动脉病变的部位、供血范围、血管阻塞程度，以及心肌供血不足的发展速度不同，本病可有不同的临床表现。1979年WHO发表了"缺血性心脏病"的命名和诊断标准，将本病分为四型。①无症状性冠心病：患者有心肌缺血的客观证据，但无相关的症状，也称无症状性心肌缺血。②心绞痛：一过性心肌供血不足所致，表现为发作性胸骨后疼痛，多向心前区或左肩背部放射，持续数分钟，常休息或舌下含化硝酸甘油后迅速缓解和症状消失，发作时可有心电图心肌缺血的表现。③心肌梗死：严重而持续的心肌缺血导致心肌坏死，属于危重的冠心病临床类型。临床表现为持续性胸痛，比心绞痛程度重，持续时间长，可达数小时或数天，休息和含化硝酸甘油多不能缓解。患者常烦躁不安、出汗、恐惧或有濒死感。少数患者无明显疼痛，而直接表现为休克和急性心力衰竭。部分患者疼痛位于上腹部，疼痛可放射至下颌、背部上方。有时伴恶心、呕吐等。④猝死：为缺血心肌局部发生电生理紊乱，引起严重室性心律失常所致，临床表现就是突然死亡。

（三）冠心病的基本治疗方法

1. 一般治疗

发作时立即停止活动并就医，平时尽量避免各种已知的诱因，如过度劳累、情绪激动、饱餐等，并要戒烟限酒，调整日常生活及工作量，减少精神负担，保持适当的体力活动，坚持一定量的运动等。治疗高血压、高血脂、糖尿病、贫血、甲亢等慢性疾病。

2. 药物治疗

（1）抗心肌缺血治疗：硝酸酯类药物、β受体阻滞剂、钙离子拮抗剂、心肌代谢类药物等。如果为急性心肌梗死，根据病情可能需要镇痛剂等。

（2）抗栓治疗：抗血小板治疗，如阿司匹林、氯吡格雷等。有时需要抗凝治疗，如低分子肝素、肝素等。

（3）其他药物：血管紧张素转化酶抑制剂（ACEI）及调脂治疗。

（4）血运重建治疗：必要时需要行冠状动脉支架植入术或冠状动脉搭桥术（图 7-4）。

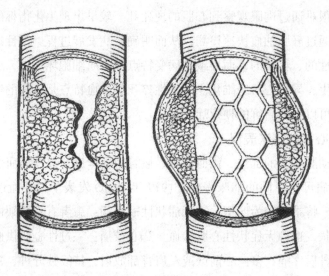

图 7-4　冠状动脉粥样硬化管腔高度狭窄后，放置支架示意图

（四）冠心病的预防

1. 合理的膳食结构

要想预防冠心病，饮食摄入的膳食总热量不宜过高，以维持正常体重，40 岁以上者尤应预防超重及肥胖。年过 40 岁即使血脂正常，也应避免经常食用过多的动物性脂肪和含胆固醇较高的食品，如肥肉、肝脏、脑、肾脏等。已确诊有冠状动脉粥样硬化者，严禁暴饮暴食，以免诱发心绞痛或心肌梗死。合并高血压或心衰者，应同时限制盐的摄入。提倡饮食清淡，多食用富含维生素 C 和优质蛋白的食物。

2. 适当的体力劳动和体育锻炼

一定的体力劳动和体育活动对预防肥胖、提高循环系统的功能和调整血脂代谢均有益，是预防本病的积极措施。体力活动量应根据个体的身体情况、活动习惯和心脏功能状态来衡量，以不过多增加心脏负担和不引起不适感为原则。

3. 合理安排工作和生活

生活要有规律、保持乐观和愉快的心情，避免过度劳累和情绪激动，注意劳逸结合，保证充分的睡眠。

4. 提倡不吸烟，限制饮酒

5. 积极治疗与本病相关的疾病

包括高血压、肥胖症、高脂血症、痛风、糖尿病、肝病、肾病综合征和相关的内分泌疾病等。

不少学者认为，本病的预防措施应从儿童期开始，即儿童也应避免摄食过量高胆固醇、高动物性脂肪，防止肥胖。

第二节　高血压

据中国疾控中心 2022 年统计，我国有 2.45 亿高血压患者，但成人高血压控制率仅 9.7% ~ 16.8%。我国把 10 月 8 日定为全国高血压日，以引起全民对高血压的重视。

一、什么是高血压病

高血压病分原发性高血压和继发性高血压。所谓原发性高血压，是一种原因不明的高血压病。继发性高血压，常继发于某种疾病，并伴有该疾病的症状，如继发于慢性肾小球肾炎的高血压，肾血管性高血压，睡眠呼吸暂停综合征等引起的高血压等。原发性高血压患病率是继发性高血压的 9 倍，通常所说的高血压病，多是指原发性高血压。

二、高血压的诊断标准

体循环血压升高，收缩压 ≥ 140 mmHg，和（或）舒张压 ≥ 90 mmHg，可诊断为高血压。

三、高血压的病因和发病机制

高血压的病因有内因和外因两方面。内因主要是遗传因素：双亲有高血压者，其子女患高血压概率比正常人群高 2 ~ 3 倍。单亲有高血压，其子女患高血压的概率比正常人群高 1.5 倍。所谓多基因遗传的影响实际是包括多基因影响和环境的协调因素共同作用。外因就是环境因素：如饮食不当，钠离子摄入过多，钙离子摄入不足；盐敏感，如 Liddle 综合征，它表现为细胞钠离子通道蛋白基因突变，引起钠敏感性高血压；职业和社会心理应激因素，长期紧张焦虑会引起血管收缩的激素兴奋，使血管长期处于收缩状态，从而造成血管舒张麻痹。还有一种 Page 镶嵌学说，即认为高血压并不是单一因素引起的，而是由彼此之间相互影响的多种因素综合造成的。这和现代流行病学研究得出的多因素病因学说是一致的。因此高血压的病因是错综复杂的，不是单一的，而且是不明确的。

四、原发性高血压的类型

原发性高血压分为良性高血压和恶性高血压两种。良性高血压进展慢，又称缓进性高血压。恶性高血压进展快，故又称急进性高血压。我们通常讲的高血压指的就是良性高血压。

五、良性高血压的病理变化

良性高血压的病理变化过程可以分为三个时期：功能紊乱期、动脉病变期和内脏病变期。

（一）功能紊乱期

此期表现为全身细小动脉痉挛，在此阶段的患者由于血管处于紧张的状态，血压增高，但经过休息便可恢复，因此血压虽有所波动，而全身的血管尤其细小动脉未出现器质性的变化。

（二）动脉病变期

血管长期的痉挛使内皮细胞缺氧受损，血浆蛋白沉积到内膜下，导致细小动脉的硬化。

（三）内脏病变期

此期主要表现为心、脑、肾等器官病变。心脏的表现主要是外周循环阻力增高，使心肌肥大而引起高血压性心脏病。早期因为心脏要适应压力的增高，表现为代偿性的心肌肥大，以左心室为主，因为左心心肌收缩射血到主动脉，需要供应全身的血液。大体表现为心肌肥厚，心腔缩小，整个心脏体积增大，重量增加。长期血管压力过高，使心肌失去代偿能力，到后期进入失代偿期，表现为心肌乏力，增厚的心肌变薄，心腔扩大，心脏内支配心肌收缩的乳头肌和肉柱都变薄，此时称为远心性的心肌肥大。肾脏表现为肾小球入球小动脉硬化，导致相应的肾小球缺血、萎缩、纤维化，而引起原发性的细颗粒固缩肾（图 7-5），即肾脏体积变小萎缩，肾表面出现相对均匀一致的细小的颗粒。脑出现脑水肿、脑软化、脑出血等高血压脑病表现，且脑出血常常发生在内囊附近（图 7-6）。

六、恶性（急进性）高血压的病理变化

病变迅速进展，早期就出现血压极度增高，舒张压可高达 130 mmHg，并迅速出

现肾脏衰竭等表现。

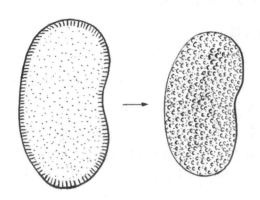

图 7-5 高血压细颗粒固缩肾（左：正常肾脏，右：颗粒性固缩肾）

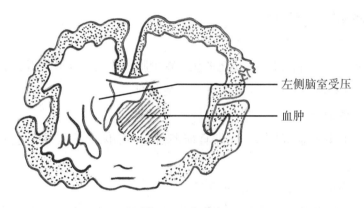

左侧脑室受压

血肿

图 7-6 脑出血

（一）坏死性细动脉炎

细动脉发生纤维素样坏死，其形成机制主要是免疫复合物沉积于血管壁而引发的变态反应。

（二）增生性小动脉炎和闭塞性的小动脉炎

增生性小动脉炎是在坏死性小动脉炎的基础上血管的瘢痕修复，从而导致纤维组织增生形成。增生性血管炎致使小血管完全闭塞，表现为闭塞性的小动脉炎，小动脉横截面出现葱皮样的结构，累及部位主要有肾小球动脉、肾小叶间动脉、脑小动脉。起病急骤，临床进展快。

该病在心、脑、肾脏器中病变发生早，多见于中青年，其发生多与良性高血压无关。某些患者伴有良性高血压是因为患者在发病前自身已经患有良性高血压。

七、高血压的临床诊断和治疗

（一）高血压的诊断

高血压的诊断主要根据诊室血压值，采用经核准的汞柱式或电子血压计，测量安静休息坐位时上臂肱动脉部位血压，一般需要测量非同日的三次血压值，收缩压 ≥ 140 mmHg 和（或）舒张压 ≥ 90 mmHg，可诊断为高血压。患者既往有高血压史，目前使用降压药物，血压虽然正常，也诊断为高血压。也可参考家庭自测血压，收缩压 ≥ 135 mmHg 和（或）舒张压 ≥ 85 mmHg，和 24 小时动态血压收缩压平均值 ≥ 130 mmHg 和（或）舒张压 ≥ 80 mmHg。白天收缩压平均值 ≥ 135 mmHg 和（或）舒张压平均值 ≥ 85 mmHg，夜间收缩压平均值 ≥ 120 mmHg 和（或）舒张压平均值 ≥ 70 mmHg，就需要进一步评估血压状态。

（二）高血压治疗原则

1. 治疗性生活方式干预

减轻体重、减少钠盐摄入、补充钾盐、减少脂肪摄入、戒烟限酒、增加运动、减轻精神压力、保持心态平衡、必要时补充叶酸制剂。

2. 降压药物的使用

临床上根据患者血压分级、靶器官损害程度及临床伴随疾病，选择适宜的降压药物。

3. 多重心血管危险因素的协同控制

大多数高血压患者合并其他心血管危险因素，降压治疗后尽管血压控制在正常范围，其他危险因素依然对预后产生重要影响，因此降压治疗时应同时兼顾其他心血管危险因素的控制。除了必须有效控制血压外，还应兼顾对糖代谢、脂代谢、尿酸代谢等多重危险因素的控制。

4. 血压控制目标值

一般高血压患者推荐诊室血压降至基本目标 < 140/90 mmHg；如能耐受，可进一步降至理想目标 < 130/80 mmHg。对于老年收缩期高血压患者，收缩压控制在 150 mmHg 以下，如果能够耐受可降至 140 mmHg 以下。应尽早将血压降低到上述目标血压水平，但并非越快越好。大多数高血压患者，可在数周或数个月内达到目标水平。

原发性高血压目前尚无根治方法。临床证据表明，收缩压下降 10 ~ 20 mmHg 或舒张压下降 5 ~ 6 mmHg，3 ~ 5 年内脑卒中、冠心病、心脑血管病死亡率事件分别减少 38%、16% 和 20%，心力衰竭减少 50% 以上，高危患者获益更为明显。降压治疗的最终目的是减少高血压患者心、脑血管病的发生率和死亡率。

八、高血压的防治

如何着手我国高血压防治，形势极不乐观。我国高血压患者的知晓率、治疗率和控制率已取得较好成绩，但总体仍处于较低的水平，分别达51.6%、45.8%和16.8%。以预防角度，从高血压相关的环境因素着手，多方面改善不良的饮食和生活习惯，控制体重，控制高脂饮食，减少钠盐摄入，避免长期紧张焦虑，适时休息、放松精神。并且，一旦被确诊为高血压，须早期干预、科学服药，避免发展到心脑肾等靶器官的损害，从而减少高血压患者心、脑血管病的发生率及死亡率。

【小贴士】

1. 心肌梗死有什么危害？

心肌梗死可导致心脏破裂、室壁瘤、附壁血栓、心律失常，以及心功能不全，一些患者会因为心力衰竭和致死性的心律失常而导致死亡。

2. 如何预防动脉粥样硬化？

从动脉粥样硬化的病因着手，预防高血压，控制饮食、多运动、控制体重、避免吸烟等。

3. 心绞痛的胸痛是如何表现的？

心绞痛的胸痛常可表现为发作性胸骨后压榨样疼痛，或心前区疼痛。有压迫感，有时有濒死感。疼痛常常可以放射到左肩或左臂，休息5～10分钟后可缓解。中年以后，如果出现类似的症状，我们要怀疑心绞痛的可能。

4. 如何预防心肌梗死？

注重冠状动脉粥样硬化病变的进展，重视心肌缺血的表现，积极治疗高血压、高血脂、高血糖等基础疾病。有胸闷等不适及时就诊。平时避免情绪过度激动，避免过度劳累。

5. 高血压病的症结是什么？

表现是全身细小动脉痉挛，硬化后期常常伴有心、脑、肾等重要器官的改变。

第八章 胃酸杀不死的细菌

——幽门螺杆菌与胃疾患

大家可能都曾有过胃痛、胃灼热（烧心）等胃部不适的症状，究竟是什么原因引起的？是否需要治疗？对我们未来生活是不是有影响？因饮食习惯的原因，大约 7 亿中国人的胃里有幽门螺杆菌（*Helicobacter pylori*，Hp）。这一种存活在大多数人胃里的细菌对人体产生了巨大的影响。今天我们一起来学习有关幽门螺杆菌引起胃疾病的知识。

第一节 认识幽门螺杆菌

一、幽门螺杆菌的发现

Hp 是人类至今唯一一种已知的胃部细菌，医学界曾对该菌与胃部疾病关系的认知尚不透彻。学术界一直认为，没有任何细菌能够长时间在胃部强酸的环境下生存。澳大利亚胃肠病学家巴里·马歇尔（Barry Marshall）为了研究 Hp，曾喝下试管内的 Hp，后来自己患了胃炎，并以抗生素有效治疗，医学界才开始改变对胃病的看法。Hp 及其作用的发现，打破了当时人们对胃炎和消化性溃疡发病机制的错误认识，被誉为是消化病学研究领域里程碑式的革命。两位发现 Hp 的科学家由此获得了 2005 年诺贝尔生理学或医学奖。

二、幽门螺杆菌及其感染方式

Hp 属于革兰阴性杆菌，呈螺旋状，有鞭毛，微需氧，一般存在于人体的胃部，对机体造成伤害。Hp 可因进食中共用筷子、相互夹菜等方式通过唾液、飞沫传染。因此，生活中经常会出现"一人胃病全家感染""共同住宿，一起感染"的现象。Hp 进入胃后，菌体一侧的鞭毛提供动力穿过黏液层。鞭毛在运动中起推进器作用，在定居过程中起抛锚作用。Hp 到达胃黏膜上皮表面后，通过黏附素，牢牢地与上皮细胞连接在一起，避免随食物一起被胃排空。幽门螺杆菌富含尿素酶，通过尿素酶水解尿素产生氨，在菌体周围形成"氨云"保护层，以抵抗胃酸的杀灭作用。

三、感染幽门螺杆菌的检测及原理

要想检测是否感染 Hp，可去医院进行尿素呼气试验（俗称吹气试验）来明确诊断，当然也可通过临床消化科医生做胃部的内窥镜来检查。对于没有症状或症状较轻的患者多选择吹气试验进行检测，因为该方法更方便且迅速。

尿素呼气试验检测 Hp 的原理是什么呢？人体胃内的 Hp 可释放出具有特异性的内源性尿素酶，它可以把尿素分解为 NH_3 和 CO_2，CO_2 被肠道吸收后可以呼气排出，口服稳定同位素 ^{13}C 标记的尿素后，若有大量 Hp 感染，其呼气中 $^{13}CO_2$ 增加，可通过分析呼气中 $^{13}C/CO_2$ 的比率来诊断 Hp 的感染。

四、感染幽门螺杆菌对人体的危害及机制

感染 Hp 会导致慢性胃炎和消化性溃疡。大量研究表明，超过 90% 的十二指肠溃疡和 80% 左右的胃溃疡都是由 Hp 感染所导致；1% 的 Hp 感染者会发展为胃癌、淋巴瘤等恶性肿瘤。

人体胃内的 Hp 释放的尿素酶水解尿素产生的 NH_3 能降低黏液中黏蛋白的含量，破坏黏液的离子完整性，削弱屏障功能；尿素酶所产生的 NH_3 与 α- 酮戊二酸结合，形成谷氨酰胺，阻断三羧酸循环，减少需氧细胞 ATP 合成，造成细胞变性，加重组织损伤；尿素酶为大分子蛋白，具有强烈的抗原性，诱导白细胞聚集，启动中性粒细胞活性氧化反应等，间接损伤胃黏膜。体外研究发现，纯化的 Hp 尿素酶可诱导上皮细胞及中性粒细胞表达分泌细胞因子，以介导对胃上皮细胞的炎性反应。基于以上致病机制，我们就理解为何感染 Hp 会造成胃黏膜损伤，危害健康，甚至导致胃癌的发生。

五、感染幽门螺杆菌的临床表现

约 80% 携带此菌者无明显的症状。Hp 无症状的一般感染者是指在检查后显示阳性，但无明显临床症状。若有症状，主要表现为反酸、嗳气、恶心、呕吐和口臭。Hp 是引起口臭的最直接的病菌之一，由于 Hp 可以在牙菌斑中生存，在口腔内发生感染后会直接产生有臭味的硫化物，引起难治性的口臭。Hp 感染的患者多会出现餐后嗳气、恶心、腹胀、腹部不适的胃肠道症状，引起慢性胃炎和消化性溃疡。随着病情的严重，会逐渐破坏胃肠壁，引发癌变。

第二节　幽门螺杆菌感染的疾病

一、幽门螺杆菌感染性慢性胃炎

Hp 感染最易引起急性胃炎，若患者长期不进行治疗，会转变成慢性胃炎。慢性胃炎根据胃黏膜固有腺体是否萎缩，可分为慢性浅表性胃炎和慢性萎缩性胃炎。

慢性胃炎最重要的病因是 Hp 感染。Hp 引起的慢性感染可以破坏胃黏膜。另外，饮酒、吸烟以及残胃引起胆汁的十二指肠液反流等因素造成长期的慢性刺激。

慢性浅表性胃炎的病理表现为胃黏膜慢性炎症，细胞浸润，无胃黏膜固有腺体的减少。胃镜下可见胃黏膜充血、水肿，黏膜面可见炎性渗出。慢性萎缩性胃炎根据病因可分为 A 型胃炎和 B 型胃炎。A 型胃炎是自身免疫所致，机体产生抗胃底腺壁细胞抗体和内因子抗体。壁细胞主要分布在胃底和胃体，因此病变主要位于这两个部位。出现抗内因子抗体会影响叶酸代谢，从而引起恶性贫血。A 型胃炎是一种少数外国人容易患的与自身免疫相关的胃炎，我国患者少。而 B 型胃炎主要是由 Hp 引起，多见于胃窦部，我国患者多见。通常所说的胃炎，若不提 A 型胃炎和 B 型胃炎，指的就是 B 型胃炎。由于它好发于胃窦部，我们常称为胃窦炎。

慢性萎缩性胃炎病理表现除了黏膜内有慢性炎症细胞浸润外，还表现为胃黏膜固有腺体萎缩减少，有时还伴有肠上皮化生。什么是肠上皮化生呢？存在一种形似"高脚杯"的空泡状的细胞，称为杯状细胞，它通常只存在肠黏膜上皮中，在慢性萎缩性胃炎患者的胃黏膜中，出现了杯状细胞，称为胃黏膜的肠上皮化生。胃镜检查表现：①黏膜变薄，有时可透见黏膜下的血管；②胃黏膜皱襞变平，胃窦—胃体分界清楚；③失去正常胃黏膜的颜色，变得灰白或者灰红。

Hp 感染引起慢性胃炎的临床表现多为上腹部不适、隐痛，有时发生嗳气、反酸、烧心、恶心、呕吐等症状。如没有正确的治疗，病变虽然进展缓慢，但容易反复发作，就是人们常说的老胃病。

二、幽门螺杆菌性消化性溃疡

本病又称慢性消化性溃疡，主要病变在十二指肠或胃，以十二指肠溃疡多见，占70%，而胃溃疡发病占25%，两者同时发生称为复合性溃疡，占5%。这里所述的消化性溃疡，不仅指溃疡发生在消化系统，而且指溃疡的发生与胃的消化有关。

（一）消化性溃疡的病因和发病机制

消化性溃疡的发病分为三个方面，即病因学上的致病三角：一是致溃疡力增强，二是抗溃疡力下降，三是影响致溃疡力增强和（或）抗溃疡力下降的因素。什么是致溃疡力和抗溃疡力？致溃疡力就是胃的消化作用，包括胃酸和胃蛋白酶。在正常的情况下，为什么胃液不会对自身组织进行消化？是因为胃黏膜具有抗消化的保护作用，也就是抗溃疡力。抗溃疡力有胃黏膜屏障功能：胃黏膜被覆上皮细胞之间的紧密连接，胃黏膜上皮被覆一层厚厚的黏液，形成黏膜屏障。而前列腺素对胃黏膜的保护作用被称为功能性屏障，它是通过增加胃黏膜的血流来抵抗胃酸中的氢离子对胃黏膜的逆弥散而实现的。既保持正常的消化，又能抵抗溃疡发生，一旦这个平衡被打破，导致致溃疡力增强和（或）抗溃疡力下降，引起消化性溃疡。

影响致溃疡力增强和（或）抗溃疡力下降的因素：① Hp 感染是最重要的因素。Hp 感染既可使致溃疡力增强，又可导致抗溃疡力下降。其作用方式是诱使胃酸分泌，同时该菌又不惧怕胃酸的杀菌作用。Hp 寄生于胃黏膜小凹，破坏胃黏膜被覆上皮细胞之间的紧密连接，同时又削弱胃黏膜的屏障功能，就像造成屋漏一样，这就是屋漏学说。②长期服用非类固醇类抗炎药，阻断前列腺素合成，削弱前列腺素的功能性屏障，而使抗溃疡力下降。③长期精神紧张，促使胃酸分泌增加，致使致溃疡力增加。④长期吸烟，吞入烟雾，造成胃黏膜损伤，致使抗溃疡力下降。⑤高钙血症，促使胃酸分泌增加。⑥胃泌素瘤，引起胃蛋白酶分泌增加，致使致溃疡力增加。⑦胆汁反流，致使胃酸分泌增加，同时胆汁中的牛磺胆酸钠有清除黏液和削弱黏膜屏障的功能，致使致溃疡力增加。

（二）消化性溃疡的发病部位

消化性溃疡分为十二指肠溃疡和胃溃疡，十二指肠溃疡好发于十二指肠的球部、后壁或者前壁；而胃溃疡则好发于胃窦部小弯侧近幽门部，病变处黏膜缺损、挖掘状凹陷，呈圆形或椭圆形，边缘整齐，底部平坦，深浅不一。周围黏膜皱襞呈放射状向溃疡集中，大多单发，直径 < 2 cm。而十二指肠溃疡较小，通常为 0.5 ~ 1 cm。

（三）消化性溃疡的结局

（1）愈合，但溃疡底部常形成瘢痕。

（2）出现并发症：①出血是最常见的并发症，临床上患者表现呕血和黑粪。②穿孔是最严重的并发症，如不及时治疗，死亡率高。③幽门狭窄常常出现于十二指肠溃疡患者。④癌变概率约为 1%，但消化性溃疡和胃癌的关系不是必然的，临床上不能以此来作为手术指征。

（四）消化性溃疡临床表现

本病为慢性经过，反复发作。常见症状是反复上腹痛、反酸、嗳气。疼痛有一定规律，表现为周期性疼痛。胃溃疡表现为餐后痛，即餐后 0.5～2 小时内发生疼痛。而十二指肠溃疡表现为饥饿痛，即餐后 3～4 小时以后发生疼痛。

三、幽门螺杆菌性胃癌

胃癌在亚洲多见，其发病率仅次于肺癌，居第二位，多发生于 40～60 岁，男性多见。其病因与饮食有关，如长期食用腌制、烟熏食物，同时常常与 Hp 感染有关。据研究，Hp 感染后可使患者患胃癌的危险增加 2.7～12 倍。

胃癌好发于胃窦部小弯侧，胃镜下可见胃癌呈现息肉型或是蕈伞型、溃疡型以及浸润型。表现的息肉常是广基的，矮柱状，溃疡表现巨大、不规则、边缘隆起，黏膜皱襞中断。浸润型若沿着胃壁弥漫浸润，胃壁会变得如同革囊，称为"革囊胃"。胃癌的预后与胃癌的浸润深度、有无淋巴结转移有关，把癌组织浸润深度只局限在黏膜层和黏膜下层者，称为早期胃癌；浸润到肌层称为进展期胃癌；若到达浆膜层为晚期胃癌。早期胃癌手术后预后好，因此早诊断尤为重要。

第三节　幽门螺杆菌感染的治疗和预防

感染 Hp 后，若不治疗，胃里的细菌是不会转为阴性的。所以，一旦诊断感染Hp，就要尽早正规治疗。治疗方法简单易行，即规律地服用抗生素。

在彻底杀灭细菌的同时，也应该防止它再次"入侵"。最重要的是把好口腔这个门户。由于 Hp 多能引起胃部疾病，所以所有的检测方法都只针对胃内的 Hp 进行诊断和治疗，而忽视了 Hp 的另外一个聚居点——口腔。当胃内的 Hp 被杀灭后，口腔中的 Hp 还可以源源不断地进入胃内，引起胃 Hp 的反复发作，这就是胃病反复发作、久治不愈的原因。因此对于治疗 Hp 感染，在根治胃的同时，也要对口腔进行诊断和治疗。口腔清洁了，病菌消除了，"菌从口入"的关口就把住了。最有效的办法就是每日三餐后，用能抑制 Hp 的牙膏刷牙。由于 Hp 具有很强的传染性，所以家庭里只要有一人感染，建议家庭成员全部换牙刷，并把餐具重新消毒，且需要绝对分餐，避免交叉感染。

【 小贴士 】

1. 慢性胃炎肠化生会不会癌变?

从统计学角度来看，慢性胃炎肠化生患者的胃癌发生率要比正常人群高一些，但是这些疾病或病变与胃癌的关系不是必然的。人们不必担心，只有伴有不典型增生的时候，我们才要密切注视。

2. 消化性溃疡患者的治疗，服用抗生素是不是抗生素滥用？

如果是 Hp 感染导致的慢性胃炎和消化性溃疡有必要服用抗生素进行治疗，且必须按疗程服用。有些患者在服用几天后症状改善，就擅自停药，从而导致残存的细菌又乘虚而入，造成复发。故患病后必须坚持按疗程规律服药。

3. 水杨酸类药物为什么易导致胃溃疡发生?

这类药有阻断前列腺素合成的作用，因此长期服用会削弱前列腺素功能屏障的作用，从而降低胃黏膜的抗溃疡力。对于必须服用这类药物的患者，尽量在饭后服用，长期服用的药物，应改为肠溶性的制剂，如阿司匹林肠溶性的胶囊。

第九章　生命在于运动

——人体的运动功能

第一节　生物的运动

法国的大文豪伏尔泰曾经说过，生命在于运动。而生命的运动究竟是怎样实现的呢？首先让我们来了解一下生物运动的进化。

一、单细胞生物的运动

从远古的生命形式开始，为了谋求更有效地利用资源，生物开始了一系列运动功能细胞器的进化历程。最简单的生命体，比如原核生物中的细菌，表面就备有纤毛或者鞭毛；在如今仍然存在的原生生物，如草履虫或者领鞭毛虫，也通过纤毛或者鞭毛进行运动。

即便是在高等生物中，这种运动模式仍然得以保留，比如人类的精子也采用同样的方式进行运动，在女性体内的液体环境中寻找卵子。

而原生动物的另一种常见运动模式是变形虫类的阿米巴运动，在运动时候，细胞伸出伪足，通过变形来完成运动和摄食等功能。

二、多细胞动物的运动

多细胞生物的运动方式变得更加复杂多样，它们用肌肉的收缩来完成运动。比如扁形动物（涡虫）以及环节动物（蚯蚓），这一类生物的肌细胞相互编织排列；蚯蚓具有环肌、纵肌，两种肌肉轮流收缩，体表的刚毛与肌肉收缩配合，让蚯蚓以一种特有的运动方式在土壤中钻行（图9-1）。然而由于缺乏强有力的支撑，单纯靠肌肉的收缩，力量和效率都比较弱，使得这类动物的运动能力比较有限。直到动物进化出了骨骼，可以作为肌肉收缩的杠杆进，从而能够完成较大幅度和更有效的运动。

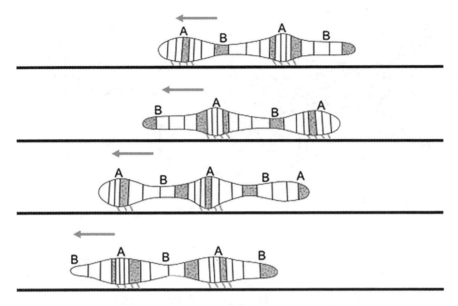

图 9-1 蚯蚓爬行时的肌肉收缩模式图

A. 纵肌收缩、环肌放松、刚毛伸出；B. 环肌收缩、纵肌放松、刚毛收回

骨骼可以分为外骨骼与内骨骼，前者以节肢动物，比如昆虫为典型代表，而后者以脊椎动物，比如人类为典型代表。两者虽然骨骼与肌肉的排列方式存在显著的差别，但都是一套杠杆系统，由肌肉提供动力，驱动骨骼完成运动（图 9-2）。

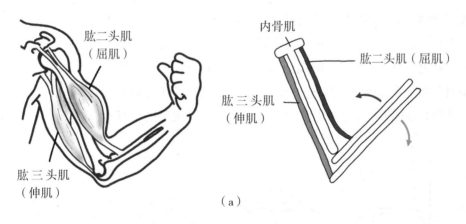

图 9-2 人体上肢和蝗虫后腿的屈肌和伸肌过程

（a）人体上肢的屈肌和伸肌过程，可以见到肱二头肌、肱三头肌互相拮抗，成为肘关节的屈肌和伸肌；（b）蝗虫后腿的屈肌和伸肌过程，可以见到屈肌、伸肌，共同完成胫节的屈伸运动

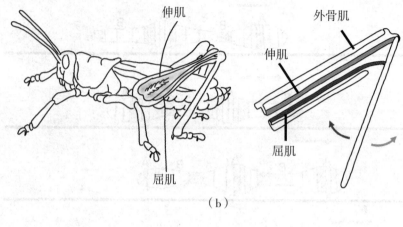

（b）

图 9-2 （续）

第二节 人类运动的生物力学特点

一、人体肌肉骨骼的杠杆原理

古希腊科学家阿基米德曾经说过："给我一个支点，我可以撬动地球。"这阐述的是杠杆原理。实际上人类的骨骼肌肉系统就是一套精妙的杠杆系统。下面让我们以肘关节为例，展示这套杠杆系统是如何工作的。

图 9-3 是人肘关节最简化的力学模型，只考虑了肱二头肌对前臂的作用。前臂作为一个杠杆，支点在尺骨鹰嘴处，也就是图中的 O 处。动力由肱二头肌提供，肱二头肌附着在桡骨粗隆，也就是图中的 A 处，其力臂长度为 OA 的距离。阻力分为两部分，分别是前臂的重力，作用点在前臂的质心，也就是图中 B 处，其力臂长为 OB；

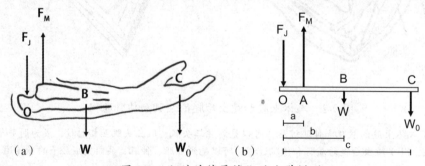

图 9-3 人肘关节最简化的力学模型

（a）所示 O 为尺骨鹰嘴，B 为前臂质心，C 为负荷质心，F_J 为关节的作用力，F_M 为肱二头肌收缩的作用力，W 为前臂的重力，W_0 为负荷的重力；（b）为杠杆的简化模型，其中字母标识含义与作图相同，a、b、c 分别为肱二头肌的力臂长度、前臂重力的力臂长度、负荷的力臂长度

球的重力作用在手上，即图中的 C 点，力臂长度为 OC。综上所述，可以看到前臂是一个费力杠杆。当然，这只是最简化的一个模型，在真实的情况下人体完成一个动作，会有更复杂的骨骼肌肉来共同协调完成。

从杠杆的角度分析，人体的运动有三个要素，分别是动力的大小、作用点和作用方向。根据动力臂和阻力臂的长度关系，杠杆可以分为三类，分别是等臂杠杆、省力杠杆和费力杠杆。人体的结构在进化过程中适应了要完成的各种复杂功能，所以并非均是同一类型的杠杆结构。在具体的案例中，可以具体地分析，如在寰枕关节，也就是在"颔首"的动作中，就是一个等臂杠杆（图 9-4），以寰枕关节（O）为支点，头部的重力为阻力，其力臂（OA）长为 3.2 cm，而枕部的肌肉为动力，其力臂（OB）为 4 cm，基本上可以视为是一个等臂杠杆。

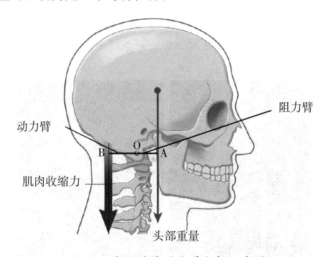

图 9-4　寰枕关节的力学分析示意图

而在踝关节（图 9-5），完成"提踵"的动作时，小腿的腓肠肌、比目鱼肌最终汇聚成跟腱，连接在跟骨结节上，这个动作以跖趾关节（O）为支点，身体的重力为阻力，其力臂长（OA）为 3 cm，跟腱提供动力，其力臂长（OB）为 12 cm，动力臂大于阻力臂，动力臂和阻力臂之比约为 4∶1，因此是一个省力杠杆。整套结构类似于运货的独轮小推车，也与下肢负担体重的功能相适应。

二、人体的骨骼与肌肉——功能与结构的完美统一

图 9-6 是人的前臂骨骼和马的前肢骨骼，对比两者的结构可以发现，一方面，马的骨骼比人的更加粗壮，这是因为人类直立行走，上肢不需要负担体重；另一方面，马的尺骨和桡骨合并成了一根骨骼，这是由于马的前肢只需要完成奔跑，而人的前肢需要完成更复杂的运动，为了完成更灵活的旋前和旋后动作，保持了两根骨骼。

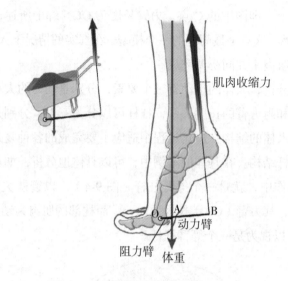

图 9-5　足踝部的力学分析示意图

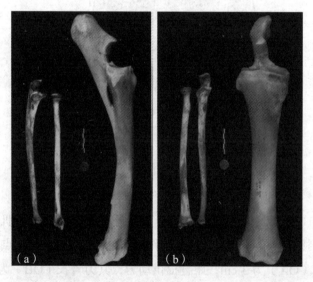

图 9-6　人类（a）前臂骨骼（尺骨、桡骨）与马（b）前肢对应骨骼的对比

　　肘关节是人体最复杂的关节之一，其骨骼、韧带、肌肉在结构与功能上的协调实现了完美统一。肘关节究竟有什么样的功能和如何协调运动呢？首先，肘关节的屈曲与伸展运动，主要调节了前臂的工作长度，以完成进食、拾取，以及洗澡等看似普通、常规且简单的动作。其次，前臂的旋前与旋后动作，可以独立于肘关节的屈曲与伸展运动，增加了手的灵活性。

　　以两个动作为例，我们来详细了解肘与前臂的功能。首先是拾取食物的动作，它包括肘关节的伸直以及前臂的旋前，继而肘关节逐渐屈曲，前臂旋后，从而将食物送入嘴里。有学者研究了完成日常生活中各种动作所需要的肘关节屈伸、旋前、旋后角度，并据此推算出，肘关节损伤治疗所需要达到的最低要求：需要维持30°~130°的屈伸范围（正常范围为5°~145°），50°的旋前与旋后范围（正常范围为旋前75°到旋后85°）。比如使用餐叉吃饭，需要屈肘90°~130°，并且前臂旋前10°至旋后50°，如果肘关节丧失了它的活动性，那么我们可以想象一下，需要伸着脖颈去够食物，一顿优雅的西餐会是多么狼狈。随着现代化和信息技术的发展，人类生活发生了巨大变化，如对于键盘、鼠标使用频度的增加，给前臂的旋前功能提出了更高的要求，因此治疗的最低要求也随之发生变化。

那么人类的肘关节通过哪些解剖结构实现了如此复杂的功能？通过肘关节的结构可以发现，它并不是一个简单的关节。肘关节在一个关节囊的覆盖下，由三块骨两两形成了三个关节，分别是肱尺关节、肱桡关节及近端尺桡关节。肘关节经常被形容成是一个合页状的关节，然而事实上并非如此简单。在这里我们可以看到，一个合页关节是难以达到前面所说的屈伸角度的。通过漫长的进化和自然选择，首先肱骨远端和尺骨近端的向前成角大幅增加了肘关节的屈曲活动范围，其次鹰嘴窝、冠突窝的存在进一步增加了肘关节的屈伸活动（图9-7）。

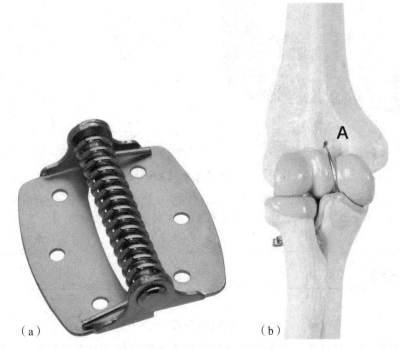

（a）　　　　　　　　　　　　　（b）

图9-7　合页关节与人肘关节模型对比

（a）为合页关节的照片，（b）为人肘关节的模型，其中A为冠突窝，其存在增加了肘关节屈曲的角度

仅有这样的骨性结构，还不足以完成肘关节灵巧的运动。从杠杆的角度要考虑三个要素，其中第一个要素就是支点的稳定，也就是说关节的稳定性。仅有三块骨是不能维持肘关节的稳定的，它必须借由韧带、关节囊、肌肉等协同作用，维持肘关节的稳定（图9-8 a）。在前臂受到向外的作用力时，肘关节在冠状面上就形成了一个杠杆结构：桡骨头就形成了杠杆的支点，前臂有向外侧脱位的趋势。此时，内侧副韧带提供了张力，避免了移位。如果桡骨头被损坏了，支点会内移，来到尺骨鹰嘴的边缘，而内侧副韧带就要承受更大的拉力。但是，一旦内侧副韧带断裂，肘关节就失去了向外侧的稳定性（图9-8 b）。综上，我们可以看到人体的运动是由肌肉、骨骼、韧带等共同完成的，经过漫长的进化，其结构与功能高度的统一，任何结构的损伤和失效，都有可能伴随着运动功能的减退或者丧失。因此要认识解剖结构和实现的功能，才能有针对性地进行治疗。

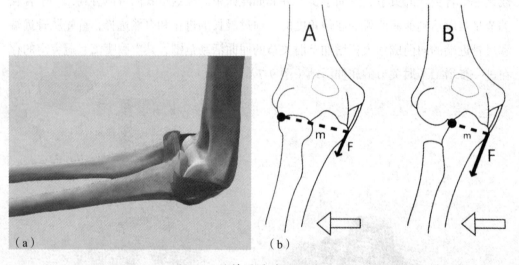

图 9-8   维持肘关节稳定的结构

（a）为肘关节的内侧面观，可以看到内侧副韧带和桡骨头，（b）中A、B分别为桡骨头完整和去除下肘关节的受力分析情况，字母m为力臂长度，F为受力大小与方向

【小贴士】

不做低头族

在骨科门诊，有众多的患者来咨询颈肩部疼痛的症状，究竟是什么让当今越来越多的年轻人开始出现了颈肩痛呢？从前面的学习中，我们可以看到，当头部保持正

直的时候，以寰枕关节为支点，颈肩部的肌肉大约是个等臂杠杆，负担并不重。但是当人们颈部前屈的时候，重心前移，此时颈部肌肉变成了费力杠杆，并且这种趋势随着低头的角度增加而增加。有研究表明，随着颈部屈曲的角度，从 0° 增加到 60°，颈部肌肉的负担从 5.4 kg 增加到 27.2 kg，因此更容易造成颈背部肌肉疲劳和疼痛（图 9-9）。对照我们的动作，手握手机平板电脑平放在桌面等，这样的动作会让我们的颈部屈曲角度增大。因此不做低头族，保持正确的学习、工作姿势，放松颈背部肌肉，才能对我们的颈椎起到有效的保护作用。

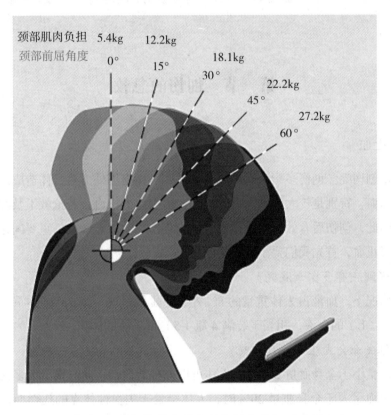

图 9-9　颈部前屈角度和颈部肌肉负担对应图

第十章　运动损伤的治疗

第一节　创伤的急救

一、止血

什么是创伤呢？创伤多指由意外事故、跌倒、撞击等外力对身体造成的伤害。创伤多数会出血，特别是较大的动脉血管损伤，可引起大出血，若抢救不及时可能会危及生命。因此，创伤后有效、快速止血，成为创伤急救急需解决的重要问题。

要学习止血，首先我们要了解三个问题。

1. 人体到底有多少血液呢？

一般情况下，血液占人体重量的 8% 左右。也就是说一个 75 kg 体重的成年人，大约有 6 升（L）的血液，相当于装满 4 瓶 1.5 L 可乐瓶的体积。

2. 人体失血会发生哪些反应呢？

当出血量小于全身血量 5% 时，人体可以充分地代偿，此时伤员大多无明显的症状。而当出血量大于全身血量 20% 时，人体会处于失血性休克的代偿期，全身的微循环处于收缩的状态，这时伤员开始出现休克的症状，表现为面白肌冷，出冷汗，心率可达 100 ~ 200 次 / 分。如果出血没有得到有效的控制，出血量大于全身血量的 40%，人体将进入失血性休克的失代偿期，此时微循环不再处于收缩的状态，转为瘀滞，伤员表现为躁动或表情淡漠，心慌、呼吸加快，脉搏细数，血压测不出，甚至死亡。因此，早期发现和控制出血，尽快正确地补液和快速复苏，对伤员救治至关重要。

3. 如何判断出血来自动脉、静脉还是毛细血管？

判断出血源自哪个部位的血管，最直观的方法是看出血的速度、压力、颜色。动脉破裂导致的出血，通常压力较高，通常为一股股地喷涌，呈喷射状，且颜色鲜红。

静脉破裂导致的出血，根据静脉的粗细不同，出血的速度也不同，但多因压力不高，一股股地涌出，且颜色较为暗红。毛细血管出血，出血量小，呈现成片渗出，且颜色较为鲜红。若在具有一定的解剖学知识基础上，再知晓身体内动脉、静脉的基本分布，将能够极大地有利于判断出血的来源及出血所处的危险性。另外一类出血是闭合性的内出血，如腹腔内、盆腔内、关节和筋膜内，这一类出血判断较为困难，多需要专业的医生来完成。

在以上三个问题明晰的基础上，我们就可以学习止血的方法。如何有效地止血？最常用四种止血法，分别为压迫止血法、指压止血法、填塞止血法和止血带止血法。

（1）压迫止血法，是指伤口覆盖无菌敷料后，再用纱布、棉花、毛巾、衣服等折叠成相应大小的垫块，置于无菌敷料上，然后用绷带、三角巾等紧紧包扎，以停止出血为度。该方法用于小动脉及静脉或毛细血管的出血。但伤口内有碎骨片时，禁用此法，以免加重损伤。

（2）指压止血法，是指抢救者用手指把出血部位近端的动脉血管压在骨骼上，使血管闭塞、血流中断，而达到止血目的。这是一种快速、有效的止血方法，但对操作者的解剖学知识有一定的要求。以该法暂时止血后，应根据具体情况及时换用其他有效的止血方法，如填塞止血法、止血带止血法等。这种方法仅是一种临时的，用于动脉出血的止血方法，不宜持久采用。

（3）填塞止血法，是指用无菌的棉垫、纱布等，紧紧填塞在伤口内，再用绷带或三角巾等进行加压包扎，松紧以达到止血目的为宜。本法适用于中等动脉以及大、中静脉损伤出血。当伤口较深、出血严重时，本法还可直接用于不能采用指压止血法或止血带止血法的出血部位。

（4）止血带止血法，是四肢较大动脉出血时救命的重要手段，用于其他止血方法不能奏效时。如使用不当可能出现肢体缺血、坏死，以及急性肾衰竭等严重并发症。

以上四种方法中最方便，效果最好的是压迫止血法，日常执行止血操作时，多将压迫止血和包扎结合起来。

二、包扎

包扎是外伤现场应急处理的重要措施之一。及时正确地包扎，可以达到压迫止血、减少感染、保护伤口、减少疼痛，以及固定敷料和夹板等目的；相反，错误的包扎可导致出血增加、加重感染、造成新的伤害、遗留后遗症等不良后果。

加压止血与包扎的具体方法：首先让伤者处于一个舒适的姿势，抬高受伤部位；用消毒纱布或干净透气、无黏性、吸水性好的临时敷料覆盖伤口，出血较多的时候，要尽量使用较多的辅料覆盖，急救者用手直接在敷料上施压 5 ~ 10 分钟；止住血后，用绷带卷、三角巾或布条、手帕等紧紧缠绕、包扎伤口；或者在较多的敷料覆盖伤口后，直接使用绷带卷或者类似的材料，均匀地缠紧，加压包扎伤口。

包扎上肢时，绷带宽度以 5 cm 为宜，包扎下肢最好为 7.5 cm。包扎伤口的常用方法是螺旋形包扎法。加压止血后，从放置敷料下方，自下而上、由内向外缠绕，每一圈纱布应与前一圈纱布重叠 2/3，直至敷料被完全遮盖，加压需要均匀。此法适用于前臂、上臂、小腿等地方的伤口止血包扎。在关节附近，为了避免绷带堆积在一起，应该做"8"字绷带包扎，关节 90° 屈曲后，在一侧绕圈固定敷料之后，斜行跨越关节到另一端，绕一圈后跨越回到关节一侧，往复几次后在关节另一侧绕圈固定（图 10-1）。

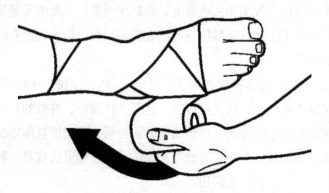

图 10-1　"8"字绷带包扎示意图

三、固定

骨折之后，尖利的骨折端容易伤及周围的肌肉、血管、神经和皮肤，如果已经刺破了皮肤，称为开放性骨折，如果没有刺破和出血，称为闭合性骨折。无论是开放性骨折还是闭合性骨折，为了避免尖利的骨折端造成额外的组织损伤，都应该对骨折进行固定。

对于开放性骨折，为了避免污染和感染加剧，不要在现场冲洗伤口或者强行塞回骨折端，用大量敷料覆盖后适当包扎固定。而在闭合性骨折的情况下，经常可以看到骨折部位畸形或者出现不是关节的部位的反常活动，也应当进行临时的固定。在实施固定前，可以用双手稳定住受伤部位，适当牵拉，大致恢复对位之后进行固定。

上肢可以固定在躯干，或者用临时的夹板——木条、硬纸板等固定；下肢也可以用临时的夹板或者与健侧的肢体固定。固定时注意避免夹板压迫关节、骨突起等处，夹板要尽量跨越骨折近端及远端的关节进行固定，在近端和远端至少用布条、绷带或三角巾等捆扎两道。

四、搬运

在完成了现场的止血、包扎和固定后，应当尽快地转移患者到安全的地方。搬运的时候，应该注意以下原则：①不明病情时，尽量避免随意移动患者；②需要搬运伤者时，应请周围的人一起协助进行；③若周围无其他协助者，可将患者从背后抱住，并用单手紧握患者另一双手，注意要轻轻搬运；④搬运时，要注意伤者的呼吸及面部表情。

儿童或体重较轻的伤员用抱行法或背负法。若遇现场环境危险，必须将伤员移到安全区域时，可用拖行法。狭小的空间或火灾烟雾现场的伤员可用爬行法。脊柱受伤伤员为防止损伤加重，应采用多人平托法将伤员轻轻放置于硬板担架上搬运。担架行进中应使伤者脚朝前，头朝后，以便于后侧抬担架的救护员观察伤病员病情变化。上坡（楼）时，头在前；下坡（楼）时，头在后。一般伤病员采取平卧位固定于担架上，有昏迷时头部应偏于一侧；有脑脊液耳漏、鼻漏时，头部抬高 30°，防止脑脊液逆流和窒息。

第二节　创伤骨科的简史

一、外固定

人类考古发现最早的夹板固定遗迹，出土于古代埃及第五王朝（公元前 2465 年—前 2323 年）的墓葬中，在墓穴中发现了夹板固定的股骨、尺桡骨，证明了人类大约在 5000 年前就开始使用木条等夹板固定骨折的肢体了。

后来在西方医学之父的希波克拉底（公元前 460 年—前 370 年）的著作中记述了骨折和脱位的复位手法，其中最著名的是我们今天还在使用，用于治疗肩关节脱位的希波克拉底复位法（图 10-2）。在他的著作中，还有用于治疗小腿骨折的外固定装置。此后，随着战争的爆发和制甲技术的提高，欧洲出现了关节可以活动的类似铠甲状的全身夹板，非常像当今仍在使用的功能支具。

我国传统医学中同样出现过对夹板的描述，唐代著名医学家孙思邈（公元 541—682 年）的著作在对"腕折四肢骨碎及筋伤蹉跌"的治疗中提到，"以竹编夹裹令遍，缚令急，勿令转动"。

而我们现今熟悉的石膏固定方法，于公元 10 世纪就在土耳其地区出现，他们用木制模具浇筑液体石膏。19 世纪，俄国医生 Pirogov 发明了使用夹板、石膏、绷带固定骨折的方法。同时期的荷兰医生 Mathysen 详细描述了使用石膏绷带进行外固定的方法。而真正意义的现代石膏绷带是在 19 世纪末，由法国医生 Calot（1861—1944）发明，其使用方法与现在无异。

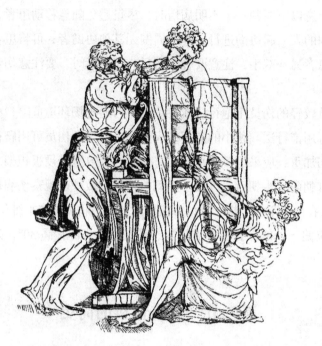

图 10-2　通过希波克拉底装置进行肩关节复位

　　而骨牵引术，即直接在骨上穿过钢针进行牵引复位的方法，由于作用力更加直接，可以更好地恢复骨折的对线，也是外固定和保守治疗的重要方法，其中比较知名的是 Hugh Owen Thomas（1834—1891）发明的 Thomas 牵引架，无论保守治疗还是战场转运，均发挥了重要的作用。此后一大批牵引架逐渐应用于临床，完善了骨折的保守治疗。谈到骨牵引术，不得不提到的是著名的克氏针和斯氏针，分别由德国人 Matin Kirschner（1879—1942）和瑞士人 Fritz Steinmann（1872—1932）发明，与牵引弓配合使用，成为骨牵引保守治疗中最常见的组合。

　　在通过手术完成骨折外固定的方法上，1840 年由 Jean-Francois Malgaigne 设计了外固定器械，用于固定肢体骨折和髌骨骨折。1897 年由 Clayton Parkhill 设计了第一个真正意义上的单边外固定支架。1902 年由 Albin Lambotte 设计了更为精致的单边外固定支架，已经与现在使用的外固定支架形状相似了。1938 年由 Raoul Hoffman 设计了框架型外固定器械，可以将针固定于不同平面。1970 年由 Vidal 等人改进了成功双框架外固定架，可以完成牵引、调整角度、加压等。1951 年由 Ilizarov 设计了环形外固定架，可以治疗骨折、畸形以及各种并发症，成为外固定领域医生手中最强大的武器（图10-3）。

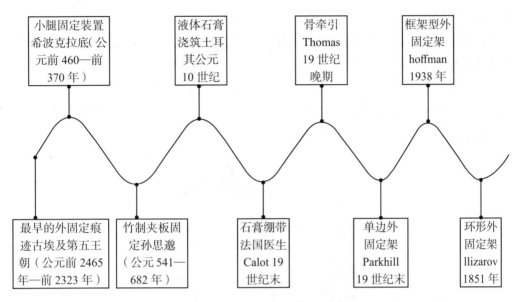

图 10-3 骨折外固定发展年表

二、内固定

通过手术进行骨折的内固定，是伴随着外科手术的发展而逐渐出现的治疗方法，与外固定相比，能够更加精确地复位骨折，同时固定装置置于体内，避免了对患者生活的不便以及感染的风险，但其应用前提是保证手术的安全性。因此，无菌术、麻醉术、输血术、抗生素的发明和发现，是骨折内固定手术得以开展的必要而且重要的前提。另外 X 线的发现和透视装备的发明也是骨科手术得以顺利开展的先决条件。

目前可以考证的最早应用钢板与螺钉进行骨折内固定的方法，始于德国医生 Carl Hansmann（1853—1917）。他设计的骨折固定钢板、螺钉类似于今天的外固定器材，将钢板和螺钉放置在体内，提高了骨折固定的稳定性。而更加接近于当今内固定钢板的是英国医生 William Arbuthnot Lane（1856—1943）设计的钢板和螺钉，但由于材质所限，手术时需要使用多个钢板，且取出时往往锈迹斑斑。而比利时医生 Albin Lambotte（1866—1955）设计的钢板和全套手术器械，已经与现今手术中所用的相差无几。与内固定器械的进步同步发展的还有内固定的理论，Robert Danis（1880—1962）在对骨折愈合的研究过程中，提出了断端加压对骨折愈合的作用，从而催生了骨折愈合的相关理论，同时根据他发现的规律，设计了可以提供断端加压的钢板。

1958 年，13 名瑞士骨科医生，成立了一个国际内固定研究协会（Arbeitsgemeinschaft für Osteosynthesesfragen/Association for the Study Internal Fixation，AO/

ASIF）。此后 40 余年，AO/ASIF 的发展史，可以说便是 20 世纪后叶骨折治疗的发展史。AO/ASIF 组织建立了先进的基础研究实验室，生产了一系列的内固定器械和工具，推广了骨折治疗标准化的教育和培训，建立了统一的骨折分类系统。同时，在研究骨折愈合的规律过程中，提出了骨折端的微小运动对于骨折愈合的影响，在骨折的愈合理论发展和指导下，设计了动态加压钢板、有限接触动态加压钢板、锁定钢板、万向锁定钢板等系列内固定器械，以及与之配套的经皮钢板骨折内固定方法与工具（图 10-4）。

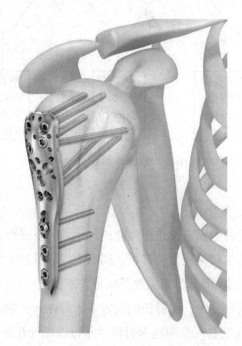

图 10-4　肱骨近端的锁定加压接骨板

第三节　常见的运动损伤与骨折

——以踝关节为例

一、踝关节扭伤后的 RICE 原则

　　篮球场上争抢篮板球，不巧踩到对手的脚，或者一下子扭伤脚踝等，这些都是热爱运动的学生经常面对的场景。另外，穿着高跟鞋下台阶时，一脚踏空扭伤脚踝，这在年轻女性中也非常常见。如以上两个场景所述，因踝关节都处在跖屈的姿势，此时距骨的后半部分位于踝穴之中，而距骨从顶面观察是明显的前宽后窄，因此这时候窄

的部分在踝穴之中，稳定性最差，容易发生扭伤。

　　踝关节扭伤是急诊最常见的运动损伤，占整个运动损伤的 25%，其中外踝的扭伤占 85%。如此常见的损伤，掌握必要的处理常识是非常有意义的。作为踝关节扭伤的紧急处置措施，RICE 原则是目前最经典的解决办法。

　　什么是 RICE 原则？它包括以下四个方面：R 是 Rest，也就是休息（制动）。要停止走动让受伤的部位静止和休息，减少进一步的损伤。I 是 Ice，也就是冰敷，让受伤的部位温度降低，减少炎症反应以及肌肉的痉挛，缓解疼痛，并抑制肿胀，每次需要冰敷 10 ~ 20 分钟，每天 3 次以上。标准的冰敷方法是使用装有冰水混合物的冰袋，既可以保证温度在 0℃ 左右，不至于过冷，同时能够让形状更加贴服，冷敷更加均匀。若条件不允许，可使用湿毛巾包裹冰块，甚至用冰镇的饮料等进行冰敷。C 是 Compression，也就是加压，可使用弹力绷带包裹受伤的踝关节，适当地加压以减少肿胀。加压力度不宜过重，否则会引起包裹处远端的肢体肿胀和缺血。E 是 Elevation，也就是抬高患侧肢体，将肢体抬高至高于心脏的位置，可以增加静脉和淋巴的回流，减轻肿胀，促进恢复。

　　上述的 RICE 原则适用于损伤的急性期，也就是伤后的 48 ~ 72 小时内，或者是来医院就诊前的院前紧急处置。急性期过后，可以适当的热敷，促进血液循环，以利于消肿。大多数轻症损伤的患者经过这样的治疗处理后，可痊愈。但经过踝关节稳定性的评估，若出现骨折，或者踝关节韧带的损伤稳定性受损，就应该进行更积极的治疗。

　　有资料表明，在未经正规治疗的患者中，踝关节再次损伤的可能性是经过正规治疗患者的 3 ~ 4 倍，这就是为什么经常听患者说："我崴了一次脚以后，经常容易反复崴这只脚"，从而给生活带来了许多烦恼，如运动成绩下降，甚至告别运动场。除 RICE 紧急处理外，更积极的治疗包括手术治疗和外固定制动治疗。如用石膏或踝关节固定带进行固定，以及限制患侧肢体的负重。以上治疗 3 ~ 4 周后，可以拆除固定支具，鼓励患者进行渐进性的功能锻炼，以尽量保证韧带的快速而完整的愈合。

　　若是慢性的、反复的踝关节扭伤，多是出现了韧带的断裂，甚至软骨的损伤以及滑膜的炎症，还可能出现关节内的游离体和创伤性关节炎，病情发展到此，多需要进行手术治疗。

二、何时需要进行 X 线片拍摄

　　大多数扭伤足踝的患者，首先想到的问题是"我是不是需要去拍一个 X 线片？"但通常情况下，很多患者会存在对伤情的忽视"不就是个扭伤，养几天若无好转再去医院"。

如何判断是否需要给一位踝关节扭伤的患者进行 X 线检查，医学上最常见的标准是按加拿大学者在 1992 年提出的"Ottawa 标准"，该标准指出：当足踝区扭伤后发生以下三个征象之一时，就需要做 X 线检查。①外踝尖或腓骨远端 6 cm 以内区域出现压痛；②内踝尖或者胫骨远端 6 cm 以内的骨骼压痛；③无法完成负重行走。当足中区疼痛伴随以下三个征象之一时，需要进行 X 线检查：①距骨基底处的骨压痛；②足舟骨处的骨压痛；③无法完成负重行走。

除骨结构的损伤外，我们还应该关注韧带的损伤，需要检查内外侧副韧带是否有压痛和肿胀。另外还要检查一下踝关节在内翻、外翻，以及向前的拉力下是否能够维持稳定，并与健侧进行对比，从而判断踝关节的稳定情况以及韧带是否损伤。

三、何时需要手术

对于何等程度的踝关节骨折需要手术治疗的问题，尚无统一认识，除了骨折和损伤本身的严重程度，还需要综合考虑患者的身体情况和功能需求，其中最需要关注的是骨折的稳定性，如果不能够实现闭合的复位或者维持闭合的复位；或者骨折不稳定造成距骨向外移位，造成踝关节间隙增宽；或者需要让踝关节处在不自然的位置，如需要极度屈曲才能维持复位骨折；或者开放性的骨折。出现以上情况的骨折需要进行切开复位内固定。

【小贴士】

如何预防踝关节扭伤

在本节中，讲述了踝关节扭伤的诊断和处置，但是随着大家运动方式越来越多，以及运动量的不断加大，特别是跑步和球类运动，经常会出现踝关节扭伤。下面让我们看看如何能够预防踝关节扭伤的发生：

1. 在进行任何体育运动之前要热身

轻微的拉伸，或者做 2 ~ 3 分钟的慢跑来热身肌肉。不要用"弹跳运动"来强迫拉伸。

2. 循序渐进锻炼肌肉

锻炼的时间应该在几周内逐渐增加，以增强肌肉力量和灵活性。通过参加不同的运动进行交叉训练，可以帮助锻炼肌肉。

3. 选择适合你脚型的运动鞋

不同的足形应当选择不同的运动鞋，适合每个人足弓高度和旋后程度的运动鞋会有不同的支撑设计，同时应该根据从事的运动来选择专业的运动鞋。

4. 当鞋底磨损或鞋跟磨损时，请更换运动鞋

经常跑步的人应该每6个月换一双鞋，如果是跑步爱好者则要更频繁。

5. 避免在不平整的路面上奔跑或行走

在岩石、碎石、山坡等自然环境中跑步要特别小心。山洞、树桩和树根都可能在跑步中造成损伤。一般情况下，土路比柏油路更软，柏油路比混凝土路更软，尽量选择适合的路面。如果准备参加比赛，一定要在最终比赛的地方训练，以让脚和脚踝充分适应这个环境，避免比赛在高竞技环境下的急性损伤。

6. 小心山地跑

上坡跑步是一种很好的锻炼方式，但要确保是循序渐进的，以避免受伤。下坡跑得太快时要小心，这往往比上坡跑更容易受伤！

7. 预防复发性伤害

经历过踝关节损伤的运动员可以通过使用支具或弹性绷带来防止踝关节反复受伤。

8. 倾听你的身体

如果你在运动中感到脚和脚踝疼痛，应立即停止运动，或调整运动姿势和类型，直到疼痛消退。此外，如果你受伤了，应该在恢复运动之前进行一段时间的康复训练，以防止再次受伤。

第十一章　让你更加了解女性

——女性的生理调节和生殖内分泌疾病

月经来潮标志女性进入了青春期，对其一生来说月经初潮具有里程碑式的意义，但在外出旅行或是大考前后，赶上"量多的那三天"，会给生活、学习和工作带来诸多不适，但若某月它姗姗来迟，我们又会感到焦虑和不安：是疾病？是围绝经期？还是怀孕？也许就是因为这些复杂原因，月经成为每位女性幸福的烦恼。

第一节　女性一生各阶段生理特点

在女性一生不同时期，生殖系统的生理功能都会发生显著的变化，根据其生殖系统的主要功能变化特点，出生后女性的一生划分为新生儿期、儿童期、青春期、性成熟期、绝经过渡期（围绝经期）和绝经后期（老年期）六个阶段，与第二章中人的一生的 11 个阶段略有区别。

一、新生儿期

出生后到 4 周内的新生儿处于新生儿期。女婴由于受母体卵巢及胎盘所产生的性激素影响，可能会出现乳房肿大或少许泌乳，甚至有些还会出现阴道少量出血等现象。这些生理变化大多可在数天内自然消退。

二、儿童期

儿童期是从出生后 4 周到 12 岁这一时期，是儿童体格快速增长和发育的时期，但生殖器官发育缓慢，尚处于幼稚阶段。子宫、卵巢、输卵管均位于腹腔内。8 岁前，下丘脑－垂体－卵巢轴处于抑制状态，从 10 岁左右起，子宫、卵巢、输卵管逐渐向盆骨腔内下降，此时卵泡已开始发育，并且分泌少量雌性激素，但未形成规律性排卵。在此阶段，乳房及其他女性特征逐渐开始显现出来。

三、青春期

世界卫生组织规定：青春期为 10 ~ 19 岁的阶段，是从月经初潮至生殖器官逐渐发育成熟的时期。此阶段是儿童生长发育，以及从儿童到成人转变和过渡的重要时期。此时，青春期的下丘脑—垂体—卵巢轴抑制解除，黄体生成素、卵泡刺激素分泌增加，同时伴随性激素分泌增加，卵泡逐渐发育成熟。另外，雌激素使子宫内膜增殖，月经来潮。月经初潮是进入青春期的标志，但是一般要经过 2 ~ 4 年的过渡期才能建立周期性规律排卵，并形成"月而复始"的月经周期。在这个阶段里，生殖系统逐渐趋于成熟，女性第二性征开始出现，特征性表现包括：阴毛及腋毛出现，骨盆横径大于前后径，胸部、腰部、下腹部及大腿皮下脂肪增多等，呈现女性特有的体态。这个时期女性的音调变高，同时随着生长激素活性增加，女性体格生长加速，智力水平也飞跃提升。

四、性成熟期

此期又称生育期，一般从 18 岁左右开始，持续 30 年，此阶段也是女性生殖器官功能最旺盛的时期。在此时期，女性的卵巢功能成熟并分泌性激素，各项生理指标都发育成熟，表现为周期性的排卵和月经。

五、绝经过渡期（围绝经期）

此期是女性绝经前后卵巢功能逐渐衰退，直至完全消失的过渡时期，以往被称为"更年期"，1994 年 WHO 废弃了这一术语，推荐使用"围绝经期"。此期大约从 40 岁开始，历时 10 ~ 20 年。这一时期最为明显的变化是月经渐趋于不规律，最后完全停止，约有 20% 的女性因卵巢功能的急剧衰退，而发生自主神经功能紊乱，引起围绝经期综合征，表现为多汗、失眠、情绪不稳定，生殖器官及乳房也逐渐萎缩。绝经是指女性生命中最后一次月经，卵巢内卵泡自然耗竭，或剩余的卵泡对垂体分泌的促性腺激素丧失反应。

六、绝经后期（老年期）

此期也称老年期，一般指 60 岁以后的女性，是女性机体逐渐衰老的时期，表现为月经停止、生殖器官萎缩。同时女性容易出现肥胖、骨质疏松等代谢失调征象，心、脑功能亦随之减退，全身功能都逐渐衰退。

回顾女性的一生，从清纯可爱"小萝莉"走到如花似玉"美少女"，从风姿绰约的少妇最后步入白发苍苍的暮年，看似简单平凡，但在怀孕、生产的过程中，不断地进行着人生的机体磨炼，足可见女性的伟大。

第二节　月经及月经周期的调节

一、月经

月经（menstruation）是女性生殖功能成熟的重要标志，是指在卵巢激素周期性调节下，子宫内膜周期性的脱落及阴道出血。月经第一次来潮称为"初潮"。初潮年龄受多种因素的影响，如营养、健康状态、种族、环境、气候等，初潮多在 13 ~ 14 岁，也有在 11 ~ 12 岁或推迟到 15 ~ 16 岁。每两次月经的第 1 天之间的间隔时间称为月经周期，月经持续的时间为经期。月经周期和经期长短因人而异，周期一般为 28 ~ 30 天，也有部分女性是 21 ~ 35 天；经期多为 2 ~ 7 天。月经血量平均约 50 ml，如失血总量超过 80 ml 者为月经过多，是病理状态。在临床工作中，医生往往通过使用卫生巾的量及浸透程度来粗略评估女性的月经量。月经血多为暗红色，血量过多时呈现鲜红色，黏稠且不易凝固，月经血内可见有退变的子宫内膜碎片、宫颈黏液、阴道上皮细胞、细菌及白细胞等。由于子宫内膜内还含有破坏其他凝血因子的活化酶，导致月经血不凝，偶有小凝血块。月经期间大多数女性无特殊症状，少数女性有全身不适、困乏、乳房胀痛、手足发胀、下腹及背部酸胀下坠感，极少数人会出现烦躁、抑郁等不同以往的脾气、性格的改变，这些不良的情绪变化和身体症状多在经期后自然消退。

二、月经周期的调节

月经的调节机制十分复杂。简单来说，女性下丘脑在中枢神经系统的调控下产生下丘脑促性腺激素释放激素（gonadotropin-releasing hormone，GnRH），通过下丘脑与垂体之间的门静脉系统进入腺垂体，使之分泌卵泡刺激素（follicle-Stimulating hormone，FSH）和少量黄体生成素（luteinizing hormone，LH）。这些垂体激素促进卵巢内的卵泡发育生长，逐渐成熟的卵泡分泌雌激素不断增加，促使子宫内膜增生。同时，雌激素水平的提高对下丘脑和垂体产生负反馈作用，使 FSH 的分泌减少，而促进 LH 的分泌。排卵前，LH 分泌明显增多，并达到 LH 峰，卵泡生长迅速，最终卵泡成熟破裂，释放出成熟的卵子，这个过程称为排卵。排卵后 LH 急剧下降，在 LH 和 FSH 协同作用下，破裂的卵泡形成黄体，继续分泌雌激素和孕激素。随着黄体发育，孕激素的产生增多，使增生的子宫内膜进入分泌期。当黄体期分泌的孕激素与雌激素达到一定浓度时，将协同对下丘脑及垂体进行负反馈调节。此时排出的卵子如未受精，黄体即开始退化，当孕激素及雌激素的分泌减少时，子宫内膜崩解脱落，由阴道排出，表现为月经来潮。下丘脑、垂体因卵巢激素浓度的下降而解除抑制，新的月经周期又重新开始（图 11-1）。由此可见，周期性的月经来潮是在非常复杂且精密的调节系统（下丘脑—垂体—卵巢轴）指挥下进行的，其中任何环节出现问题，都会表现为月经的异常。

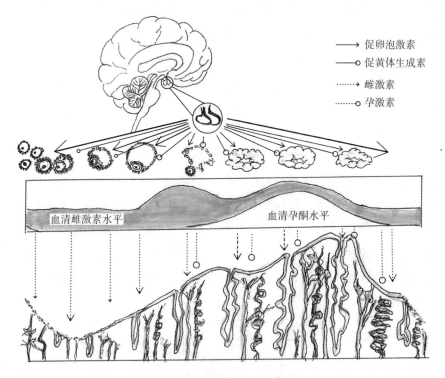

促卵泡激素
促黄体生成素
雌激素
孕激素

血清雌激素水平　　　血清孕酮水平

图 11-1　下丘脑—垂体—卵巢轴对子宫内膜的周期性影响
（线条粗细代表激素量分泌的多少）

三、卵泡发育和排卵

卵巢是女性的生殖腺，在女性一生中承担着至关重要的作用，帮助女性完成生育这个重要使命。在垂体分泌促性腺激素（gonadotropins，Gn）调节下，卵巢中不同生物学功能的各成分间相互高度协调发挥作用，产生并排出卵子，同时分泌甾体激素及肽类物质，这些激素维持女性特有的特征。

（一）卵泡形成和发育

原始的生殖细胞来源于卵黄囊的内胚层，于妊娠第 5 周到达生殖嵴，并不断地进行有丝分裂，细胞数目逐渐增多、体积增大，此阶段的细胞称为卵原细胞。自胚胎 3

个月起，卵原细胞先后进入第一次减数分裂，称为初级卵母细胞，初级卵母细胞进入第一次减数分裂期就停留在减数分裂前期的双线期，直到青春期建立了下丘脑-垂体-卵巢轴，LH 峰使初级卵母细胞排出第一极体转变为次级卵母细胞。当排卵发生时，次级卵母细胞及其周围的颗粒细胞一起被排出，并被输卵管伞捡拾进入输卵管腔。当精子进入次级卵母细胞后，次级卵母细胞迅速完成第二次减数分裂，并释放出第二极体，形成卵原核，与精原核融合形成二倍体的受精卵。

女性卵细胞的储备在胎儿期已经形成，出生后不再增加。在胎龄 6 ~ 8 周时卵原细胞数约 60 万个；胎龄 20 周，生殖细胞数达高峰，为 600 万 ~ 700 万个；此后生殖细胞数目发生迅速且不可逆转的减少，到青春期生殖细胞减少到 30 万 ~ 40 万个。正常女性一生中仅有 400 ~ 500 个卵泡发育成熟，并发生排卵。卵泡是卵巢的基本功能单位，根据发育阶段不同可分为始基卵泡、窦前卵泡、窦状卵泡、成熟卵泡。正常生育期女性每个月经周期中可有数个卵泡发育，只有一个优势卵泡成熟并发生排卵，其余卵泡退化。即每个月排卵 1 个，极少数情况会同时排卵 2 个。当所有卵泡耗尽，女性也就进入了围绝经期。由此推算女性的性成熟期也只有短暂有限的 30 余年。

在卵泡发育的最后阶段，大多数窦状卵泡发生退化，成熟卵泡的卵泡液急骤增加，卵泡腔增大，直径可达 14 ~ 20 mm，向卵巢表面突出，通过超声能够准确地测量卵泡的大小，推算排卵时间，指导同房，从而提高受孕的概率。成熟卵泡的结构从外向内依次为卵泡外膜、卵泡内膜、颗粒细胞、卵泡腔、卵丘、放射冠、透明带、卵细胞（图 11-2）。

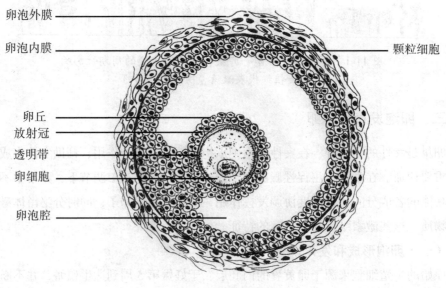

图 11-2　成熟卵泡模式图

（二）排卵

排卵一般发生在下次月经来潮前的第 14 天。卵泡与卵泡液一起被排出的过程称排卵。排卵前增大的卵泡接近卵巢皮质，此时卵泡壁变薄、水肿、血液循环增加，卵泡张力增加。优势卵泡分泌大量的雌二醇对垂体、下丘脑发挥正反馈调节作用，GnRH 及孕酮的协同作用导致排卵前形成 LH/FSH 峰。在该峰刺激下，卵泡壁生成纤溶酶原激活物，激活纤溶酶原、蛋白溶解酶、活化胶原酶等，消化卵泡壁蛋白，形成排卵孔，前列腺素促使周围平滑肌收缩，最终导致排卵。排卵前血液中 LH/FSH 峰的出现是卵泡成熟与排卵的重要条件。

（三）黄体形成及退化

排卵后的卵泡由于卵泡液流出，腔内压力下降，卵泡壁塌陷形成许多皱襞，周围结缔组织形成的卵泡外膜，以及向内侵入卵泡壁的卵泡颗粒细胞和内膜细胞，共同形成黄体。黄体外观呈黄色，直径 1～2 cm，多在排卵后 7～8 天，即在规律月经周期的第 22 天左右，体积达最大，如果此时女性腹部遭受重创或性生活不当，极易发生黄体破裂导致腹腔内出血。如果未能受精，黄体在排卵后 9～10 天开始退化，细胞逐渐萎缩变小，周围的结缔组织及成纤维细胞侵入黄体，形成外观白色的纤维化组织，称白体。黄体产生的雌激素、孕激素及抑制素对下丘脑—垂体轴产生负反馈作用，抑制 FSH 和 LH 的产生，黄体退化，并引发新一轮月经周期。相反，如果受精，黄体分泌孕激素，维持妊娠，直到胎盘形成发挥功能。

四、卵巢性激素的合成及分泌

卵巢除了排卵功能外，还具有内分泌功能。卵巢合成及分泌类固醇激素，又称甾体激素，主要包括雌激素和孕激素。同时，卵巢也分泌少量雄激素。排卵前，卵泡膜细胞为雌激素的主要来源；排卵后，黄体细胞分泌大量雌激素和孕激素。雄激素（睾酮）主要由卵巢门细胞产生。此外卵巢还分泌多种肽类激素，参与卵巢功能及下丘脑、垂体功能的调节。

卵巢类固醇激素的合成由卵泡膜细胞及颗粒细胞共同完成。雌激素合成有"两细胞两激素"学说，卵泡膜细胞在 LH 作用下，以胆固醇为原料，合成孕激素，再转化成雄激素，这一过程在不同大小的卵泡中均能进行；在 FSH 作用下，颗粒细胞中的芳香化酶被激活，将雄激素转化为雌激素。由此可见，适量的胆固醇对于女性必不可少，如果不科学地节食减重，某种程度上将引起激素合成不足，可表现为月经异常。提醒各位爱美女性，切忌不恰当地减肥。

雌、孕激素对女性的生理作用可简单归纳为表 11-1。

表 11-1　雌、孕激素对女性的生理作用

	雌激素	孕激素
对生殖器官的作用	子宫肌收缩	子宫肌松弛
	子宫内膜增生	子宫内膜进入分泌期
	宫口松弛、黏液稀薄	宫口闭合、黏液黏稠
	输卵管发育、收缩	抑制输卵管收缩
	阴道上皮增生角化	阴道上皮脱落
	卵泡发育	
对乳腺的作用	乳腺管增生	促进乳腺小叶、腺泡发育
对代谢的作用	水钠潴留	水钠排泄
	骨钙增加	中枢升温
对中枢的作用	对下丘脑的正、负反馈作用，调节垂体促性腺激素的分泌	对下丘脑和垂体负反馈作用，影响垂体促性腺激素的分泌

第三节　女性生殖内分泌疾病

下丘脑－垂体－卵巢轴联动机制中的任何一个环节出现问题都会导致一系列疾病的产生。下面介绍几种常见的女性生殖内分泌疾病。

一、经前期综合征

经前期综合征是指在月经前反复发生的，涉及躯体和精神（情感、行为）两方面的症候群，对女性日常生活和工作造成严重影响。典型者在月经来潮前出现情绪低落、脾气烦躁、易怒、全身乏力、腹胀难忍、手足与眼睑水肿、乳房胀痛及头痛等表现，有些男生可能会抱怨此时的女友变得情绪反常、胡搅蛮缠、难以沟通交流，其实这是女性机体中雌孕激素生理性撤退，加之前列腺素作用及维生素 B_6 缺陷等引发的一系列异常表现。身边的朋友除了应该理解和接受外，更要付出极大的耐心和包容。症状明显的女性应寻求医生的帮助，设计个体化治疗方案。

二、异常子宫出血

异常子宫出血（abnormal uterine bleeding，AUB），以往称为功能失调性子宫出血，简称功血。世界各国对这一疾病中的医学术语和定义比较混乱，2007 年国际妇产科联盟发表了"正常和异常子宫出血相关术语"的共识，2011 年发表了"育龄期非妊娠女性 AUB 病因新分类 PALM-COEIN 系统"，2018 年再次更新了育龄期 AUB 的定义与分类，中华医学会妇产科分会更新了《AUB 诊断与治疗指南（2014）》，于2022 年颁布了《异常子宫出血诊断与治疗指南（2022 更新版）》。AUB 是指与正常

月经的周期频率、规律、经期长度、经期出血量中任何一项不符合且源自子宫腔的异常出血。病因包括子宫本身的结构性改变（如子宫内膜息肉、子宫腺肌病等）和无明显子宫结构性改变疾病（如排卵障碍、全身凝血相关疾病）。患者可同时有 1 个或多个引起 AUB 的病因，临床上要仔细询问患者的月经改变表现、避孕方式，同时需要借助多种影像学方法进行仔细地甄别。针对不同的病因选择不同手术或非手术的治疗手段，即便对于同一种病因也有不同的治疗方式，例如由于排卵障碍引起的 AUB，不同年龄的患者其治疗方案就有所不同：发生在青春期，治疗以止血、调整月经周期为主；发生在生育期，以止血、调整月经周期、促排卵为主；发生在绝经过渡期，以止血、调整月经周期、减少经量、防止子宫内膜病变为主。

三、闭经

闭经是指女性年满 14 岁尚无月经来潮，第二性征不发育；或者年满 16 岁尚无月经来潮，不论其第二性征发育是否正常；或者曾经有月经来潮，但月经停止 3 个周期（按月经周期长短计算）或超过 6 个月不来潮者。

根据闭经发生的原因分为生理性、病理性两类。青春期前、妊娠期、哺乳期、绝经期无月经来潮均属生理性闭经，属于人体特殊时期的自然现象，并非疾病。病理性闭经按病变发生的解剖区域分为四区。一区：下生殖道和子宫病变所引起的闭经，如先天性阴道闭锁、处女膜闭锁、子宫发育不全等疾病由于经血排出受阻或子宫不能对卵巢产生的激素发生反应从而引起闭经；二区：卵巢病变所导致卵巢不能对促性腺激素发生反应并合成性激素，造成卵巢性激素水平低落，子宫内膜无周期性变化而导致闭经，如卵巢早衰、多囊卵巢综合征；三区：垂体前叶病变所引起促性腺激素分泌低下的闭经，如垂体肿瘤、垂体梗死；四区：中枢神经系统（包括下丘脑）病变所引起的闭经，如 Kallmann 综合征、神经性厌食症、功能性下丘脑性闭经，后者好发于年轻女性，多因突发的精神刺激、过度的剧烈运动，通过大脑神经内分泌系统的多种渠道，直接或间接地引起下丘脑的 GnRH 脉冲式分泌异常，导致垂体 FSH 与 LH 水平下降，LH 峰消失，最终表现为月经不来潮。例如重要考试来临前，会有很多女学生出现闭经的现象，同时伴有消瘦、体重减轻、营养不良等表现。诊断此种疾病首先须排除下丘脑、垂体的器质性病变，同时对于生育期女性一定要考虑妊娠的可能，即排除生理性闭经。

四、黄体破裂

卵巢黄体破裂是妇科常见急腹症之一，严重时可造成大量腹腔内出血，导致患者失血性休克危及生命。黄体破裂可分为自发破裂和外力导致的破裂。正常黄体内小血管破裂可有少量出血，但如果出血量过多，会增加黄体内的压力，发生自发性破裂。另外，女性在黄体期如果下腹受到撞击，或者剧烈跳跃、奔跑、用力咳嗽，腹腔内压力骤然升高，可促使成熟的黄体发生破裂。此外，性生活时，女性生殖器官扩张充血，黄体内张力升高，加上男方动作粗鲁，女方下腹部受到强烈冲击，也可导致黄体破裂。黄体破裂多发生于月经后半期，其起病急骤，表现为突发一侧下腹剧痛，短时间后转变为持续性坠痛，根据出血量和速度疼痛或轻或重，由于是腹腔内出血因此无阴道流血。

该疾病与异位妊娠破裂后导致的腹腔内出血一同堪称急诊科的两大"杀手"，且常常难以区分，尤其对于平素月经不规律的女性来说，临床医生只能借助血或尿液HCG检测来进行鉴别。

第四节　避孕方法

由于意外妊娠，夫妻多数选择人工流产，而人工流产无论是近期并发症还是远期身体伤害都很严重，甚至不安全的人工流产会造成终身失去生育功能甚至导致孕妇死亡，因此无论男性还是女性在没有确定怀孕生子计划前，为了"爱你的人"和"你爱的人"的身体和心灵不受伤害，都应该熟悉各种避孕手段的优劣，不要轻易为"爱"付出"额外代价"。

一、屏障避孕法

男用避孕套即俗称的安全套，是一种由男性控制的避孕方法。其材质为乳胶，呈长筒状，顶端呈小囊状，性交时套在男性勃起的阴茎上，射精时精液被阻留在小囊内阻止精液进入阴道，起到避孕效果。正确使用避孕套（阴茎套），避孕的有效率达到95%。同时也能阻止部分病原体进入女性体内，减少性传播疾病。但由于是乳胶产品，1%～3%的人群对天然胶乳蛋白质过敏，因此使用前要首先排除过敏的可能。目前市面上避孕套多种多样，无论哪一种在使用前均要仔细检查其有效期、有无漏孔。使用后一旦发现或可疑有精液漏出，建议采取紧急避孕措施，防止非意愿妊娠发生。

另外也有女用避孕套，也称阴道套，是由女性控制的避孕方法。一种由薄软、透明或半透明的聚氨酯乳胶材料制成的套子，两端带有1～2个软环或匝环。性生活前将封闭端及内环放入阴道，外环贴在外阴处，性生活中阴茎插入套中。与阴茎套避孕效果相似，也同样兼有避孕和预防性传播疾病的作用。

二、宫内节育器

我国是世界上使用宫内节育器（intrauterine device，IUD）最多的国家之一，实践证明，IUD 是一种安全、有效、简便、经济、可逆的长效避孕工具。IUD 通过干扰精子运行和活力，阻碍卵子受精及受精卵着床发挥避孕作用。国内外使用的 IUD 大致分为两大类：惰性 IUD 和活性 IUD。

惰性 IUD 是第一代 IUD，由惰性材料如不锈钢、塑料、硅胶或尼龙等制成。以往使用最多的是金属环，根据不同的外形分为不锈钢单环（圆环）、"宫形" 环等多种。惰性宫内节育器失效后的妊娠率较高，放置一年时妊娠率＞2%，同时金属单环的脱落率高，因此目前基本已被活性 IUD 所取代。

活性 IUD 为第二代 IUD，以不锈钢、塑料等为基本支架，并附有铜丝、铜套、激素药物等，提高避孕效果或降低不良反应。例如带铜丝的 IUD，铜离子加剧子宫内膜组织损伤、炎症及加重循环障碍程度，使细胞代谢受到干扰，干扰受精卵着床；铜还影响精子获能。根据宫内节育器的含铜量、载药量，以及制作支架的材料不同，有严格的使用期限，需要按时更换，同时，带铜丝的宫内节育器容易引起月经血量增多、点滴阴道出血等。基于以上的不良反应，此类带铜活性宫内节育器逐步退出应用市场。目前使用最多的是带激素的 IUD，如孕激素 IUD 具备了 IUD 与长效孕激素的双重作用，局部释放的孕激素直接作用于子宫内膜，使腺体萎缩、间质蜕膜化，干扰受精卵着床，同时使宫颈黏液变稠，妨碍精子穿过，还能抑制精子获能，对女性全身影响很小，成为目前宫内节育器的主流。

三、药物避孕

（一）避孕药的种类

20 世纪 50 年代末口服避孕药投入临床使用被称为"节育技术的第一次革命"。美国首先在临床上应用人工合成的甾体激素避孕，我国 20 世纪 60 年代开始研究和投入临床应用。20 世纪 80 年代以后，为减少口服避孕药物对心血管、代谢、肿瘤发生的影响，口服避孕药的研制目标趋向于更低剂量和更好的避孕效果，通过改变剂型达到雌激素含量的最低化和长时效；合成新的高效孕激素；研制抗孕激素化合物。

1960 年复方短效口服避孕药问世，由雌激素与孕激素配伍而成。是发达国家目前应用最广泛的避孕方法之一。正确服药避孕成功率可达 99% 以上。其作用机制：①抑制排卵，雌激素主要减少 FSH 分泌，干扰优势卵泡形成与发育；孕激素主要抑制 LH 分泌，阻止排卵发生。②改变子宫内膜形态与功能，孕激素作用于子宫内膜，抑制其增殖，导致腺体发育不良，同时腺体与间质均提早发生类似分泌期变化，阻挠受精卵着床。③改变宫颈黏液性状，孕激素使之变黏稠而量减少，阻止精子通过。

（二）避孕药物的禁忌证和使用方法

雌激素可使凝血功能亢进，增加人体血栓性疾病的发生，并通过增加血浆肾素活性导致血压升高，抑制胰岛素的过量产生从而影响糖代谢，抑制乳汁分泌并可经乳汁分泌影响新生儿。另外，孕激素对血脂蛋白有影响。由此可见并非每个女性都适用甾体激素避孕药，一定要征求医生的专业意见，当明确有下述疾病和表现时就更不能使用：①严重心血管疾病；②急、慢性肝病或肾病；③血液病或血栓性疾病；④内分泌疾病，如糖尿病需用胰岛素控制、甲状腺功能异常等；⑤恶性肿瘤、癌前病变、子宫或乳房肿块；⑥视网膜病变；⑦产后未满半年或月经未复潮；⑧月经过少；⑨年龄≥35岁的吸烟者；⑩精神病患者生活无法自理；⑪产后6周以内母乳喂养；⑫妊娠；⑬不明原因阴道出血；⑭血压＞160/100 mmHg；⑮其他慎用情况：高脂血症、严重偏头痛、胆汁淤积症、服用抗结核和精神病的药物、年龄＞40岁等。

按时正确服用药物是保障避孕效果的关键。现代复方短效口服避孕药是自月经周期第1天开始（也有推荐从月经周期第5天开始服用），每晚1粒，连续口服21天。如果因为各种原因漏服，必须在次日晨补服1粒。多数女性在停药3~7天内月经来潮。若停药7天仍无月经来潮需要到医院就诊，查明原因。

（三）避孕药物的不良反应

无论哪种避孕药物都会有不同程度的不良反应，在服用药物同时必须了解，做好应对准备。

（1）雌激素可刺激胃黏膜引起食欲缺乏、恶心、呕吐，以及头晕、乏力等类似早孕的症状。常发生在服药初期，若症状轻微则无须特殊处理，一般1~3个月后会减轻或消失。症状较重者可服维生素 B_6、维生素 C，以减轻不适。

（2）因体内合成代谢增强，或水钠潴留导致体重轻度增加。

（3）个别女性面部可出现淡褐色斑，且停药后并非所有病损都能自然消退。

（4）目前研究尚无证据表明增加宫颈癌和乳腺癌发生率；而对子宫内膜癌、卵巢癌具有一定预防作用；对机体代谢方面无显著影响；诱发血栓性疾病的个体差异明显，在我国较为罕见。

（5）如果有妊娠计划，建议在停用避孕药3个月后开始为宜。

四、输卵管绝育术

输卵管绝育术是通过结扎输卵管来阻止卵泡进入子宫，从而起到避孕作用。它是一种安全长久的避孕方式，但属于一种手术有创操作。由于它的不可逆性，因此不是生育期女性首选的避孕方式。

五、安全期避孕或紧急避孕

这两种避孕方法因简便易行且不用服用药物貌似对人体无伤害，所以在年轻人中"甚为流行"，但实际上存在很多缺点，多数妇产科医生最不愿意推荐这种方式。

（一）安全期避孕"不安全"

排卵后的卵子可存活 1～2 天，精子在女性生殖道内可存活 2～3 天，而具备受精能力的时间限于 24 小时以内。因此，排卵前后 4～5 天内均为易受孕时期，其余时间不易受孕，被视为安全期。很多夫妻选择在安全期内进行性生活，认为这时期是万无一失的，但由于排卵过程易受情绪、健康状况及环境等因素影响而会出现提前或推迟，还可能发生意外排卵，由此可见"安全期不安全"！

（二）紧急避孕是"补救"

紧急避孕是在无防护性交后一定时间内，为防止非意愿妊娠的发生，采用服药或放置宫内节育器的方式。适用于遭遇性强暴、避孕失败或方法使用错误等紧急情况而采用的避孕方式。从定义上就不难发现，它是"补救措施"。很多年轻人性生活时往往一时"性"起，不采取任何措施，事后采取紧急避孕方式，当补救不得力时，仍会导致怀孕或引起月经失调，给身体带来更多的伤害，让临床医生非常痛心又束手无策，故再次强调不要再拿自身的健康去冒险尝试这种避孕方法了。

没有一种避孕方法既百分百有效，又没有任何不良反应，每一种方法都有它特定的优缺点。在实际生活中，我们应该结合避孕对象的具体情况，如年龄、文化程度、健康状况、经济条件、社会背景、生育要求、生育能力以及需求等，本着知情选择的原则，通过向专业医生的充分咨询，选择最适宜的避孕方法。

每位女性都需要通过充分了解自己的身体，了解自身的生殖系统经历的各阶段变化，以及引发这些变化后面的原因，从而能更加珍爱每个阶段的自己，活出精彩人生。

【小贴士】

1. 围绝经期是否需要补充雌激素？

雌激素的生理作用对于女性来说是必不可少的，但也有研究显示它是导致子宫肌瘤、乳腺癌、子宫内膜癌这些女性良恶性肿瘤的元凶，因此对于围绝经期的女性是否需要补充雌激素，每个人的观点都不一致。从医生的角度来看，进入围绝经期后，部分女性会出现潮热、失眠、易激动等围绝经期表现，对于症状明显的女性，如焦虑等性格改变、频繁的尿路感染及骨质疏松等，恰当地补充雌激素，能明显改善生活质量，但雌激素一定要在妇科医生的评估、指导下使用，必须进行定期的检查，对有罹患子宫内膜癌、乳腺癌、卵巢癌等高危因素的患者，不主张补充。

2. 月经失调需要关注吗？

相信很多女性都会出现月经延期、月经提前或月经量突然改变等情况，这种"失调"现象需要就诊吗？在学习了以上月经周期的调节内容后，大家应该知道很多因素都会干扰月经，包括不良事件的精神刺激、不合理的短期减肥、子宫内膜的病变、卵巢肿瘤、甲状腺疾病等，这些因素都会以月经时间或量的变化为主要的首发表现。遇到以上的月经失调情况，一定要前往医院进行必要的检查。尤其是围绝经的女性，往往误认为此阶段月经紊乱是必然的，殊不知，这种"异常出血"后可能存在健康隐患。

3. 绝经后是否需要取出"宫内节育器"？

无论是惰性还是活性宫内节育器都含有塑料、硅胶或铜丝这些不可被人体代谢、吸收成分。绝经后子宫萎缩，宫腔的容积变小，子宫肌层变薄，但宫内节育器并未发生任何形态、体积上的明显改变，它会逐步嵌进子宫肌层，随之穿透子宫肌层游离进入腹腔，节育器的尖锐部分会刺破内脏引发内出血，或者肠管套入环形的节育器中引起肠套叠、肠坏死。故建议绝经后1年的女性及时前往医院取出宫内节育器。

第十二章　我该拿什么喂养你，我的宝宝

——儿童营养素的需求

第一节　儿童营养素的分类和需求

营养是儿童维持身体健康的重要因素之一。正常的营养摄取，可以保证小儿机体维持生命、进行正常生理活动、维持生长发育和修补旧组织、增生新组织的需要。营养物质分为很多种，在儿童的成长过程中需要不同的营养物质。

为什么儿童需要不同的营养物质？因为每一种营养物质都肩负着不同的责任。

一、供能营养物质

（一）蛋白质

蛋白质是生命的基础，是构成人体组织、细胞和体液的重要成分。蛋白质供组织生长、修复和供能，同时供给必需氨基酸。每日由蛋白质供给的能量占总能量的 10% ~ 15%。

蛋白质的营养价值取决于其所含氨基酸的比例和种类是否符合人体的需要。在营养价值方面，动物蛋白优于植物蛋白。在所有蛋白中，乳类和蛋类蛋白具有最接近的构成人体蛋白质的必需氨基酸配比，其生理价值最高。在植物蛋白中，以大豆蛋白最好。

所谓必需氨基酸，是指人体必不可少而机体内又不能合成的、必须从食物中补充的氨基酸。对于成人，必需氨基酸包括甲硫氨酸（即蛋氨酸）、色氨酸、赖氨酸、缬氨酸、异亮氨酸、亮氨酸、苯丙氨酸和苏氨酸。为了便于记忆，我们把每种氨基酸的第一个字组合起来，谐音成一句话，那就是"假设来写一两本书"。此外，小儿时期比成人还要多一种必需氨基酸——组氨酸。

（二）碳水化合物

碳水化合物是最主要的供能物质，2 岁以上儿童，每日由碳水化合物供给的能量

应占总能量的 55% ~ 65%。

碳水化合物既是构成组织细胞的重要成分，又可与脂肪酸或蛋白质结合，合成糖脂、糖蛋白和蛋白多糖，在细胞膜上的糖蛋白又是细胞相互识别的特异性标志之一。

（三）脂类

脂类包括脂肪和类脂，类脂又包括磷脂、鞘脂类和类固醇。脂类可以提供能量的 35% ~ 45%。此外，脂类可以提供必需脂肪酸，协助脂溶性维生素吸收，防止散热，也可以起到机械的保护作用。

与必需氨基酸一样，必需脂肪酸是指人体不能合成的、必须由食物供给的脂肪酸，如亚油酸和亚麻酸。必需脂肪酸参与构成线粒体、细胞膜、体内磷脂，参与前列腺素的合成，参与胆固醇代谢，同时还与视力、认知、发育有关。

以上介绍的三大供能营养素为人体提供能量。三种营养素之间还能互相转换，密不可分。当碳水化合物和脂肪供应充足时，蛋白质则保证组织的新生和修复。如果碳水化合物和脂肪供应不足而蛋白质多，就需要依靠蛋白质来提供能量，体内蛋白质的合成量就会小于分解量，可能会导致负氮平衡。氮平衡是指氮的摄入量与排出量之间的关系，可反映体内蛋白质的合成与分解代谢的情况。负氮平衡即摄入氮量小于排出氮量，反映体内蛋白质的分解代谢占优势。处于负氮平衡的小儿不仅会消瘦，还会增加肝肾负担。若三种供能营养素均供给不足，脂肪和蛋白质会先供能，负氮平衡加重，造成营养不良。

二、非供能营养物质

除了蛋白质、脂类、碳水化合物三大供能营养素以外，还有几种营养素，对人体十分重要。虽然它们不供能，但是参与体内各种生理生化活动，调节代谢过程，也是机体必需营养素。目前全世界儿童的营养状况已经逐步改善，蛋白质—能量缺乏所致的营养不良病例也显著减少，但是维生素 A、维生素 D、铁、锌、钙等营养素的缺乏仍然威胁着儿童的正常生长发育，乃至儿童的生存。WHO 将微量营养素缺乏定义为"隐性饥饿"。

（一）维生素

在数百年前的大航海时代，坏血病是船员的噩梦，所有船员死亡案例中有 50% 可以归因于该病。船员们罹患坏血病后，全身体表会出现出血点，口、鼻、眼、耳等器官出血，牙齿松动脱落，情绪低落、乏力、虚弱，继而导致死亡。自 15 世纪初首次航海探险开始，到 18 世纪中期，每次长途航海都会导致大批船员死亡，大家也把这种高死亡率看成无法避免的代价。欧洲的海上强国花了近 350 年才找到一个医治这种可怕疾病的简单方法：定期摄入新鲜食物，特别是新鲜水果和蔬菜，就可有效地防止这种疾病的发生。当著名的库克船长在 18 世纪 60 年代和 70 年代进行探险远航的时候，已经可以成功地控制这种疾病。但当时人们并不知道新鲜食物所含的维生素 C 才是防治这种疾病的主要因素。维生素 C 缺乏会导致人体毛细血管脆性及血管壁渗透性增加，骨骼改变，骺端骨质脆弱，容易导致骨折和骨骺分离，甚至发生骨萎缩，同时伴有神经系统异常、免疫力下降。

与维生素 C 相似，维生素 B 及维生素 A、维生素 D、维生素 E、维生素 K 等 12 种维生素均是维持人体正常生活所必需的营养素，与儿童健康密切相关。维生素主要调节体内各种代谢过程和生理活动，与酶关系尤为密切。

维生素分为水溶性维生素和脂溶性维生素。水溶性维生素是可溶于水而不溶于非极性有机溶剂的维生素，包括 B 族维生素和维生素 C。水溶性维生素在人体内储存较少，无需消化，直接从肠道吸收后，经循环到机体需要的组织中，多余的部分大多由尿排出，在体内储存甚少。水溶性维生素几乎无毒性，若摄入量偏高，一般不会引起中毒现象，若摄入量过少则较快出现缺乏症状。而脂溶性维生素是不溶于水而溶于脂肪及非极性有机溶剂的维生素，包括维生素 A、维生素 D、维生素 E、维生素 K 等。这类维生素在食物中多与脂质共存，随脂质吸收进入人体并在体内储存（主要在肝脏），排泄率不高。脂溶性维生素摄入量过多易引起中毒现象，若摄入量过少则会缓慢出现缺乏症状。

以下主要针对小儿缺乏维生素 A 和维生素 D 的现状和合理补充方法进行具体介绍。

1. 维生素 A

维生素 A 系指视黄醇及衍生物。在发展中国家，维生素 A 缺乏仍然是威胁儿童健康和生存的主要因素之一。据 WHO 估计，全球约 33.3% 的 5 岁以下儿童处于维生素 A 缺乏风险中。《中国居民营养与慢性病状况报告（2020 年）》（国家卫生健康委疾病预防控制局）指出：我国 6 ~ 17 岁儿童青少年维生素 A 缺乏率为 1.0%，边缘缺乏率为 14.7%［血清（浆）中视黄醇浓度＜ 0.7 μmol/L 为维生素 A 缺乏，0.7 μmol/L ≤ 血清（浆）中视黄醇浓度＜ 1.05 μmol/L 为维生素 A 边缘缺乏］。

维生素 A 的主要功能是维持正常的视觉反应、维持上皮细胞的正常形态和功能、调节糖蛋白合成和细胞分化。维生素 A 缺乏可引起毛囊角化等皮肤黏膜改变，以及角膜软化、暗适应能力下降、夜盲等眼部症状。亚临床型的维生素 A 缺乏则在出现以上症状前，就对人体免疫功能造成了损害，使儿童易患感染性疾病，显著增加儿童患病率和死亡率。

维生素 A 主要来自乳类、肝脏、鱼油、鸡蛋等动物性食品；绿叶蔬菜以及黄色或橙色的水果和蔬菜中富含各种胡萝卜素，可在体内转化为维生素 A。母乳中维生素 A 含量丰富，可基本满足婴儿需要。但有一些哺乳母亲自身存在维生素 A 缺乏，母乳中维生素 A 含量不足，导致婴儿发生维生素 A 缺乏。因此，在鼓励母乳喂养的同时，也要注意积极预防和干预孕妇及哺乳母亲的维生素 A 缺乏。当母乳不足或不能母乳喂养时，应注意选择添加维生素 A 的配方奶。添加辅食后，婴儿应经常食用肝脏等富含维生素 A 的动物性食物，以及富含胡萝卜素的绿叶蔬菜和橙色或黄色的水果和蔬菜。

在维生素 A 缺乏的高发地区，推荐预防性补充维生素 A1500 U/d，或每 6 个月一次性口服 10 万 ~ 20 万 U 维生素 A。若同时患麻疹、疟疾和结核病等感染性疾病，以及慢性消耗性疾病，应及早补充维生素 A。对于反复感染或者难治性贫血的儿童，应考虑维生素 A 缺乏的可能。

2. 维生素 D

维生素 D 是一组类固醇衍生物，具有广泛的生理作用，除了维持人体内钙的代谢平衡以及骨骼形成外，还与免疫调节、代谢性疾病、肿瘤等密切相关。据估计，全世界有 30% ~ 50% 的儿童和成年人存在维生素 D 缺乏。我国目前尚缺少较大样本的调查资料。维生素 D 缺乏可导致维生素 D 缺乏性佝偻病，是维生素 D 缺乏的最严重阶段。该病是由于维生素 D 缺乏引起体内钙磷代谢异常，导致生长期骨组织矿化不全，产生以骨骼病变为特征的全身慢性营养性疾病。

维生素 D 缺乏的预防应做到"抓早、抓小、抓彻底"。天然食物（包括母乳）中维生素 D 含量很少。人体维生素 D 主要是由阳光照射皮肤而产生，但目前尚无法确定获得足量维生素 D 所需要的阳光照射时间。强化维生素 D 的配方奶或其他食品能提供维生素 D。预防维生素 D 缺乏应从胎儿期开始——孕妇应经常到户外活动、多晒太阳，多进食含维生素 D、钙的食物。可于妊娠后 3 个月补充维生素 D800 ~ 1000 U/d，同时服用钙剂。如有条件，孕妇应监测维生素 D 浓度，存在维生素 D 缺乏时及时补充治疗，使维生素 D 水平保持在正常范围内。宝宝出生以后，更应重视维生素 D 的补充。多晒太阳是预防维生素 D 缺乏的简便、有效措施，应广泛宣传、大力推广。晒太阳时，接受阳光的皮肤面积应逐渐增加，如面部（避免阳光直晒眼睛）、手臂、腿、臀部等，在气候允许的情况下，每天应晒太阳 1 ~ 2 小时。正常足月儿出生应该尽早开始补充维生素 D400 U/d，一般可不加服钙剂，但对有低钙抽搐史或以淀粉为主食者补给适量的钙剂是必要的。早产儿、低出生体重儿、双胎儿生后即应补充维生素 D800 ~ 1000 U/d。连服 3 个月后，改为 400 U/d。

（二）矿物质

著名的俄国科学家门捷列夫创立的元素周期表（图 12-1）中有很多元素是我们人体所不可或缺的。人体内除去碳、氢、氧、氮以外的元素，均称为矿物质。

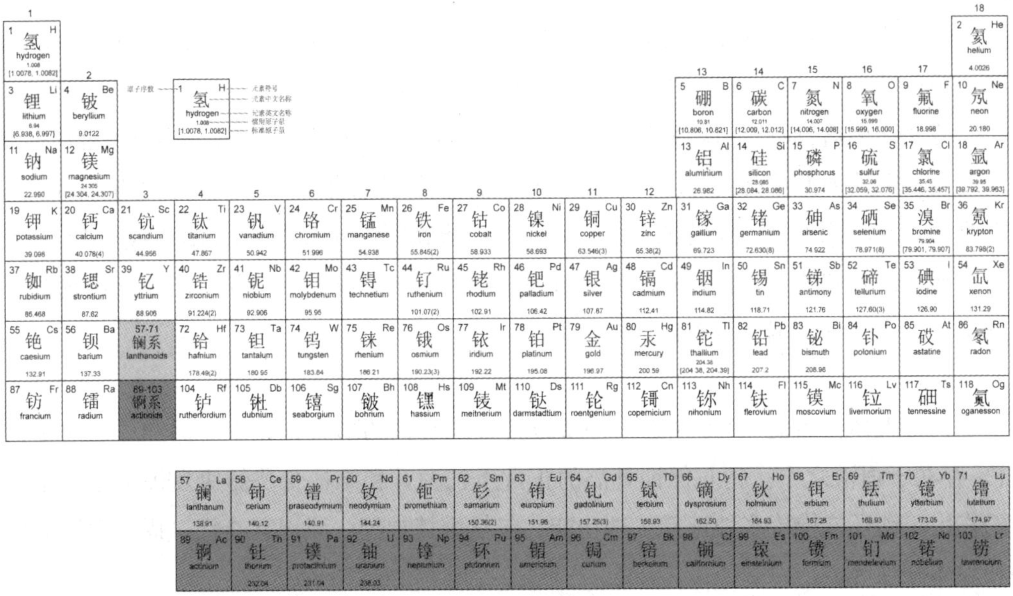

图 12-1　元素周期表

微量元素是指占人体总重量万分之一以下的矿物质，而占人体总重量万分之一以上的，则称为宏量元素。目前，已有 21 种矿物质被证明为人类生命所必需，它们分别是常量元素钙、磷、镁、钠、氯、钾、硫，以及微量元素铁、铜、锌、碘、锰、钴、铬、钼、镍、硅、锡、钒、氟和硒。这些矿物质的特点是不能在体内生成，必须由外界环境供给。在体内新陈代谢的过程中不会消失，必须通过各种途径排出体外。矿物质不提供能量，但又是构成机体组织和维持人体内环境一切正常生理功能所必需的，参与机体的某些特殊生理功能。同时，矿物质还是许多酶的组成成分或者活化剂。

以下针对几种常见矿物质介绍儿童的需求和合理补充方法。

1. 铁

铁是人体内含量最多的一种必需微量元素，也是目前研究最多的微量元素之一。铁缺乏症是最常见的营养素缺乏症和全球性健康问题，据估计，世界上 1/3 人口缺铁。由于欧美发达国家健康教育的加强和广泛采用铁强化食品等措施，儿童缺铁性贫血患病率已显著降低。但发展中国家因贫困、未推广铁强化食品、健康教育不足等原因，儿童铁缺乏症形势仍很严峻。

铁元素除参与血红蛋白和肌红蛋白合成外，也是体内多种代谢酶（如细胞色素酶）的关键元素。因此，铁缺乏将对儿童生长发育、运动和免疫多系统功能产生严重不良影响，婴幼儿严重缺铁将影响认知、学习能力和行为发育，甚至不能被补铁所逆转。

和对维生素 D 缺乏的预防一样，对儿童缺铁的预防也应从孕妇抓起——孕妇应注重摄入富含二价铁的动物类食品。从孕期第 3 个月起，应口服铁剂 60 mg/d（元素铁）和小剂量叶酸（400 μg/d）作为常规预防措施。

婴儿出生后，应严抓铁缺乏问题。母乳喂养的早产儿和低体重儿，需从出生后 2～4 周起，服用铁剂（元素铁）1～2 mg/（kg·d）。母乳喂养的足月儿应从出生后 4～6 个月起，及时添加富含铁的辅食，必要时可口服铁剂（元素铁）1 mg/（kg·d）。人工喂养或混合喂养儿，注意选用铁强化的配方乳。1 岁以后的幼儿，应注重饮食营养均衡，纠正挑食、偏食等不良饮食习惯。

2. 钙

钙占人体体重的 1.7% 左右，99% 以羟基磷酸钙的形式存在于骨骼和牙齿之中，1% 存在于血液之中。钙对保证骨骼的正常生长发育和维持骨骼健康发挥着至关重要的作用。钙还能维持多种正常生理功能，包括维持神经、肌肉兴奋性，促进血液凝固和腺体分泌等。

钙缺乏是较为常见的营养性疾病。主要表现为骨骼的病变，儿童期由于生长发育旺盛，对钙的需要量较多，如果钙长期摄入不足，同时伴有蛋白质和维生素 D 缺乏者易发生佝偻病，临床表现有生长发育迟缓、骨骼结构异常、骨骼钙化不良、骨骼变形等，多见于 2 岁以下的婴幼儿。严重缺钙可引起手足搐搦症。

奶和奶制品富含钙，是钙的良好来源；豆类、坚果、虾、某些绿色蔬菜均是钙的良好来源。

钙的需要量和推荐摄入量不同年龄分别为：0～6 月龄婴儿钙的适宜摄入量为 200 mg/d，7～12 月龄为 250 mg/d；1～3 岁儿童钙的平均需要量为 500 mg/d，推荐摄入量为 600 mg/d。

3. 锌

锌是人体的必需微量营养素，也是细胞内最为丰富的微量元素，在儿童营养与生长发育中发挥重要作用。锌在体内参与多种核酸、蛋白质的合成，参与多种酶的合成与激活，参与维持离子通道和生物膜的完整性，在儿童生长发育、认知、行为发育、创伤愈合、味觉和免疫调节等方面发挥着重要作用。

锌缺乏时小儿会出现生长发育不良，精神萎靡，学习认知能力减低，食欲减退、偏食、厌食或异食，皮肤干燥，免疫力降低，反复感染等表现。

锌的主要来源是动物性食品，如贝壳类海产品、瘦肉、动物内脏。而植物性食物中锌含量较低。

锌的需要量和推荐摄入量不同年龄分别为：0 ~ 6月龄婴儿锌的适宜摄入量为 2 mg/d，7 ~ 12月龄推荐摄入量为 3.5 mg/d；1 ~ 3岁儿童锌的推荐摄入量为 4 mg/d。由于儿童腹泻与锌缺乏密切相关且存在恶性循环，WHO 要求全球 5 岁以下急性或慢性腹泻患儿及时补锌治疗，6 个月以下每天补充锌元素 10 mg，6 个月以上每天补充 20 mg，持续 10 ~ 14 天。

4. 碘

碘也是人体的必需微量营养素之一。碘参与甲状腺激素的合成，具有参与能量代谢、促进体格生长及神经系统发育等重要生理功能。

因缺碘导致的一系列功能障碍统称为碘缺乏病。产妇孕期缺碘，小儿出生后可表现为甲状腺功能减退、甲状腺肿，严重缺碘时可发生地方性呆小病；年长儿童长期缺碘可引起地方性甲状腺肿，主要表现为甲状腺功能减退、亚临床型克汀病（一种因缺碘引起的以轻度智力落后为主要表现，轻微的神经损伤和体格发育落后为特征的疾病）、智力发育障碍、体格发育障碍、单纯性聋哑等症状。

碘的主要食物来源为海产品食物，如海带、紫菜、海鱼、贝壳、虾等，其次是饮用含碘的水、食用碘盐或海盐。

碘的适宜摄入量不同年龄分别为：0 ~ 6月龄婴儿碘的适宜摄入量为 85 μg/d，主要来源是母乳；7 ~ 12月龄婴儿碘的适宜摄入量为 115 μg/d；1 ~ 3岁儿童碘的推荐摄入量为 90 μg/d。

（三）水

水是人体不可缺乏的物质，其重要性仅次于空气。水参与机体的一切代谢和生理功能，对维持人体内环境稳定起着关键作用。人体对水的需要量取决于机体新陈代谢和热量的需要，儿童所需水量相对大于成人。婴儿每天大约需要水 150 ml/kg，以后每增加 3 岁减少 25 ml/kg。到了 9 岁，每天大约需要水 75 ml/kg。

小儿年龄越小，对水的需要量相对越大，不显性失水相对越多，对缺水的耐受力也越差。因此，在病理情况下，小儿较成年人更容易发生脱水，需要引起注意。

（四）膳食纤维

人体所摄入的营养素大部分经过代谢，以代谢产物的形式排出。但是，有一种必需营养素虽然无营养，且以原形排出，却不可缺乏。没有营养又不可缺乏，这究竟是什么呢？答案是膳食纤维。

膳食纤维主要来自植物细胞壁的非淀粉多糖类，它不被人类肠道消化酶水解，故常以原形排出。按来源，膳食纤维可分为不可溶性（如纤维素、半纤维素和木质素）和可溶性（如果胶、树胶、燕麦糖）两类。不可溶性纤维能够增加粪便体积，缩短排泄物在肠道停留时间，增加粪便量以及排便次数。可溶性膳食纤维能够延长胃排空时间，延缓葡萄糖吸收，降低血胆固醇水平。

近年来，随着对膳食纤维研究的进展，膳食纤维定义也逐步发生改变。现代人们所说的食物膳食纤维主要为了强调其对人体的营养价值，将生理学功能相似的物质均归为膳食纤维，即不能在小肠内消化吸收、可进入结肠发酵的物质，包含一些既往不被认为是膳食纤维的物质，如低聚糖、抗性淀粉、不能被消化的单糖和双糖等。

膳食纤维对维护人的消化道功能和结构有重要作用。婴儿肠道功能发育不成熟，未完全消化吸收的糖类可能进入结肠发酵发挥作用。母乳中未能被消化吸收的乳糖、丰富的低聚糖都是母乳喂养婴儿膳食纤维的来源。婴儿后期肠道功能逐渐发育成熟，肠道缺乏从乳类摄入的膳食纤维，食物中未消化吸收的淀粉减少，故需要逐渐摄入含一定量膳食纤维的半固体或固体食物，否则容易发生便秘。

第二节 婴幼儿科学喂养

儿童是国家的未来，也是民族的希望。让儿童健康成长，一直是世界各国努力的目标。儿童早期，特别是从胎儿期到出生后 2 岁，是决定其一生营养与健康状况的最关键时期。在此阶段，若婴幼儿不能从外界摄取足够的热量和各种营养素，将会导致一系列营养问题的发生。目前，儿童营养问题依然是困扰世界各国的重大公共问题，在发展中国家尤甚。在全球每年死亡的 700 多万名 5 岁以下儿童中，有 50% 是直接或间接由营养不良造成的，其中 2/3 以上与婴儿期（即生后 1 年）的喂养不当有关。

婴幼儿期的营养不良可导致很多不良后果，近期表现为体格和智力发育迟缓、患病率和死亡率增加，远期可影响儿童智力潜能的发挥，造成学习和工作能力下降，还可引起生殖能力及患慢性病的风险性增加。

在我国，由于不断推出相关政策，儿童营养不良发生率已明显下降。《中国居民营养与慢性病状况报告（2020 年）》指出，2015—2017 年，我国 6 岁以下儿童生长迟缓率为 4.8%，低体重率为 2.0%；较 2010—2013 年的 8.1% 和 2.5% 均有下降。但是，由于我国妇幼卫生工作及经济社会发展的不平衡，儿童营养状况在城乡之间仍存在较大差距。某些营养性疾病，如贫血，尤其是缺铁性贫血，仍是我国儿童最常见的营养缺乏性疾病。2015—2017 年，我国 6 岁以下儿童贫血率高达 21.2%。由此可见，儿童尤其是婴幼儿的喂养，仍然存在一定问题。

　　婴幼儿喂养的基本要求是满足儿童生长发育的需要，避免营养素的缺乏。良好、合理的婴幼儿喂养，不仅有益于儿童的体格、神经、心理发育，而且有助于预防儿童急慢性疾病。对于婴幼儿来说，随着年龄增长，食物的种类逐步发生变化，由液体食物即乳类，过渡到半固体食物（即辅助食品）、固体食物，最后才能转换为家庭普通（成人）食物。

一、液体食物（乳类）

　　宝宝一出生就吃乳类食物，属于液体食物，根据喂养方式不同，分为母乳喂养、部分母乳喂养和配方奶喂养。

（一）母乳喂养

　　母乳是婴儿最理想的天然食物。健康、营养均衡的母乳可提供足月儿生长至6个月所需的全部营养。纯母乳喂养指除了必需的药物、维生素和矿物质补充剂外，母乳是婴儿唯一的食物来源。母乳喂养不仅经济实惠、方便快捷，而且对孩子、母亲、家庭及社会均有益处。

　　母乳中含有充足的能量和营养素，可为宝宝提供比例适当且符合人体需要的蛋白质、脂肪、乳糖、维生素、矿物质、酶和水分。充足的母乳喂养，可为6个月以下的孩子提供所需要的全部营养，为6～12个月的孩子提供一半的营养，为12～24个月的孩子提供1/3的营养。因此，WHO推荐的婴幼儿最佳喂养方式为从出生到6月龄纯母乳喂养，此后继续母乳喂养至2岁或2岁以上。

　　母乳中富含sIgA、乳铁蛋白、双歧因子、溶菌酶等免疫因子，可预防婴儿肠道感染性疾病的发生；母乳还含有促进大脑发育的牛磺酸、促进组织发育的核苷酸、增强视力的DHA等。

　　母乳喂养可以增进母子感情。对于乳母来说，母乳喂养可以刺激子宫收缩，减少产后出血和贫血，促进母亲产后尽快康复。母乳喂养还可减少女性患卵巢癌、乳腺癌的概率。关于母乳喂养，普遍存在以下问题。

1. 牛乳能代替母乳吗？

　　几十年前，有人企图以牛乳替代母乳，而实际上母乳与牛乳是有很大区别的。①母乳中乳清蛋白与酪蛋白的比例为7∶3，非常有利于婴儿的吸收；而牛乳乳清蛋白与酪蛋白比例为1∶4，不利于吸收。②母乳中富含乙型乳糖，可供给热能，促进小儿脑的发育，同时乙型乳糖还可促进乳酸杆菌的增长，从而抑制有害菌的繁殖；而牛乳中则富含甲型乳糖，甲型乳糖是无法被人体所吸收的。③母乳中脂肪颗粒小，含有脂肪酶，且以长链脂肪酸为主，胆固醇高，不饱和脂肪酸达到51%，非常适合人体需要。而牛乳以短链脂肪酸为主，容易挥发，其中不饱和脂肪酸仅占 34%，并不适合人体需要。④母乳富含维生素 A、维生素 C 和维生素 E，但缺乏维生素 D 和维生素 K，因此母乳喂养的婴儿要注意补充维生素 K 和维生素 D，而牛乳相对维生素 K 含量较多。⑤母乳中矿物质钙含量虽然不高，但吸收率非常高；而牛乳中钙含量虽然高于母乳，但吸收率很低。⑥母乳中富含较多淀粉酶和脂肪酶，而牛乳则缺乏这些酶类。⑦母乳含有多种免疫因子，而牛乳缺乏免疫因子。

2. 给婴儿喂母乳还需要喂水吗？

为了尽量保证纯母乳喂养，母亲产后应尽早开奶。WHO 和联合国儿童基金会建议，在婴儿出生的头一个小时里就开始母乳喂养。纯母乳喂养期间，母乳是婴儿唯一的食物来源，不需要进食任何其他的液体和固体食物，包括水。母乳含有 88% 的水，充分的母乳喂养可满足 6 月龄以内婴儿对水的需求，即便在炎热的夏天，只要母乳充分，也无需额外补充水。

3. 母乳成分是持续不变的吗？

母乳成分不是持续不变的，随着宝宝的成长，母乳中的成分逐渐发生变化。生后 0 ~ 5 天的母乳被称为初乳，生后 6 ~ 10 天的母乳被称为过渡乳，而生后 11 天 ~ 9 个月的母乳被称为成熟乳，≥ 10 个月的母乳为晚乳。

初乳量非常少，每天 10 ~ 40 ml，颜色很黄，色质很稠，虽然量少，但初乳的蛋白质含量非常高，为成熟乳的 2 倍以上；脂肪较少；富含免疫物质，主要为分泌性免疫球蛋白 A（sIgA），同时还含有乳铁蛋白、IgM、IgG 和补体 C3、C4 等。初乳中维生素 A、牛磺酸和矿物质的含量也非常丰富，并且含有初乳小球。初乳小球是充满脂肪颗粒的巨噬细胞以及其他免疫活性细胞。初乳对新生儿的生长发育和提高抗感染能力十分重要。因此，应重视生后 5 天内的母乳喂养。过渡乳的乳汁总量有所增加，含脂肪较高，蛋白质和矿物质逐渐减少。其中，乳铁蛋白和溶菌酶仍保持稳定水平，而 sIgA、IgM、IgG 和补体 C3、C4 则迅速下降。成熟乳蛋白质含量较初乳低，但每日泌乳量多，可达到 700 ~ 1000 ml，甚至更多。就乳糖来讲，各期乳汁中乳糖含量变化不大。

4. 所有妈妈都可以进行母乳喂养吗？

母乳有千般好处，但确实有些妈妈不宜哺乳。母乳喂养的禁忌证有哪些呢？母亲感染人类免疫缺陷病毒（HIV）；患有如慢性肾炎、恶性肿瘤、精神病、癫痫或者心功能不全等严重疾病；母亲的工作环境中存在放射性物质，或母亲接受抗代谢药物、化疗药物，或是某些特别药物的治疗期间。另外，若母亲吸毒或滥用药物，患有单纯疱疹病毒感染、活动性肺结核时都应停止哺乳。乙肝病毒 HBsAg、HBeAg、抗 -HBc

三项阳性，即民间俗称的大三阳母亲的婴儿，应该得到免疫保护，母亲不宜哺乳。有时妈妈虽然患病，但依然可以哺乳，如母亲患急性传染病时，可将乳汁挤出，经巴氏消毒（62 ~ 65℃ 30 分钟）后哺喂。母亲为 HBsAg、HBeAg 阳性，或母亲是乙肝病毒慢性携带者，可继续哺乳。患有甲状腺疾病的母亲可以安全哺乳，但是需要定期测定母亲的甲状腺功能。母亲感染结核病经过治疗没有临床症状时，可以哺乳。母亲为巨细胞病毒（CMV）血清阳性者，可通过冷冻或加热消毒乳汁来降低乳汁中的病毒载量。

5. 哺乳的妈妈应该吃什么？

哺乳的妈妈应保持膳食平衡，每天摄入能量应比平时多，增多的量因人而异。在大部分情况下，每日增加一餐可以保证乳母产生足够乳汁喂哺婴儿。除了食物，哺乳母亲需要确保自己饮入足量的液体，应有主动饮水习惯，每日餐食中应有汤汁或稀粥，如鱼肉汤、蔬菜豆腐汤、小米粥等。

母乳喂养期间，乳母应继续维持孕期的维生素和矿物质补充。如果乳母有营养不良或乳母为素食者，除补充多种维生素外，还需要额外补充 DHA。

6. 哺乳的妈妈可以吸烟、饮酒或者喝咖啡吗？

吸烟危害健康，父母吸烟的孩子可出现呼吸问题、肺部感染或耳部感染。所有的乳母都应该戒烟，乳母和婴儿的生活环境应避免被动吸烟。

乙醇（酒精）可通过母亲的乳汁进入孩子体内。饮入 1 标准杯（相当于含 17 g 酒精，啤酒约 340 g，11 度红酒约 142 g，40 度白酒约 43 g）的酒以后，母亲的身体需要大约 2 个小时才能将乙醇清除。因此母亲即便在少量饮酒后，也应等待 2 个小时后再哺乳。

部分咖啡因可通过乳汁进入孩子体内。为了宝宝的健康，乳母不宜过多摄入含咖啡因的饮品（如咖啡、茶及咖啡因类饮料），每天应限制在 2 杯以内。

7. 如何判断宝宝吃没吃饱呢？

判断孩子母乳喂养是否良好，主要看宝宝的大小便和生长发育情况。

如果婴儿喂养适当，应在出生后 3 天左右排空胎便，大便逐渐转为黄色软便。如果胎便排净延迟，应考虑喂养量不足。一般生后第 1 天婴儿排尿 1 次，之后逐渐增多，生后 3 ~ 4 天，如果喂养充足，每日宝宝应排尿 6 次以上，小便颜色清亮。如果婴儿排尿次数少，尿液加深，或者尿布上有砖红色尿酸盐结晶时，通常表明婴儿的喂养量不足。

婴儿出生后，由于胎便排出、胎脂吸收及水分丢失较多等因素，以及初生孩子吸吮能力弱、吃奶少等原因，可以出现暂时性的体重下降，也就是人们常说的"生理性体重下降"。到出生第 3 ~ 4 天，体重减轻可达出生体重的 6% ~ 9%。正常婴儿在生后 5 天左右，随着吃奶量的增加体重会逐渐恢复或上升，出生后 7 ~ 10 天时体重通常会恢复出生时的水平。当然，如果婴儿体重下降超过出生体重的 10%，或生后第 10 天体重仍未回升到出生时水平，则不属于"生理性体重下降"，需寻找是否存在喂养不足或其他因素。

若喂养良好，又无特殊疾病，婴儿体重多在出生后 3 ~ 4 月龄时达到出生体重的 2 倍。除了观察体重的绝对值之外，还要连续监测婴儿的体重和身高变化，绘制宝宝的"生长发育曲线"图（WHO 根据儿童的生长发育差异绘制了百分位曲线图，各国也根据本国健康儿童的横断面调查数据分析统计作出了各国的曲线图）（图 12-1 ~ 图 12-6），通过观察生长变化趋势，可以判断宝宝的喂养状况是否良好。

（二）部分母乳喂养

如果母乳不足怎么办呢？若母乳不能满足婴儿的需要，则需要添加其他乳类，如牛乳、羊乳或其他配方乳，这就是部分母乳喂养。部分母乳喂养通常采用两种方法。

1. 补授法

补授法指部分母乳喂养时，母乳补喂次数不变，每次先喂母乳，将两侧乳房吸空，然后再补充其他乳品。补授法可以使婴儿多得母乳，同时刺激乳汁分泌，防止母乳进一步减少。4 个月以内的婴儿一般建议采用补授法。

2. 代授法

代授法指每天用其他代乳品代替一次或几次母乳喂养。代授法多在 4 ~ 6 月龄的婴儿准备断离母乳，开始引入配方奶或授乳时采用。

（三）人工喂养

人工喂养是指 4 个月以内的婴儿，由于各种原因无法进行母乳喂养，完全采用配方奶或牛、羊乳及其他代乳品喂养婴儿。牛乳是过去最常用的代乳品，但如前文所述，它的成分不适宜婴儿。牛乳需要经过消毒、加糖加水稀释方可给婴儿哺喂。羊乳成分与牛乳相似，但脂肪颗粒小，较牛乳易于消化。但羊乳含钠少，含钾、氯较多，同时维生素 D、铁、叶酸和维生素 B_{12} 含量均比牛乳低。长期饮用羊乳易发生巨幼细胞性贫血。因此，当无法进行母乳喂养或母乳不足时，应首选配方奶，且应按年龄选用。

配方奶是指婴儿配方奶粉。它是参照母乳组成成分和模式，在营养组成上对牛乳或其他乳类的组成加以调整和改进，配制成适合婴儿生长发育所需的乳制品。它的营养成分接近母乳，是人工喂养的最佳选择。

新生儿配方奶喂养也应按需喂养，逐渐增加，当摄入配方奶约 20 g/（kg·d）或 150 ml/（kg·d）时，即可满足婴儿的能量需要。当然，同一婴儿摄入奶量每天可有波动，不同婴儿之间也有一定差异。

二、辅食添加

《中国居民营养与慢性病状况报告（2020 年）》指出，我国 6 岁以下儿童中生长迟缓率的 1 ～ 2 岁组最高，达 6.7%。儿童贫血率的 6 ～ 23 月龄组最高，达 36.9%，其中城市 6 ～ 23 月龄儿童贫血率为 29.5%，农村高达 42.0%。24 ～ 71 月龄全国儿童贫血率降至 15.1%。这提示婴儿普遍存在喂养问题，而其中又以 6 个月以后辅食添加问题最多。

辅食，即辅助食品，是指除了母乳和配方奶及兽乳外，为了过渡到成人固体食物所添加的富含能量及营养素的半固体食物，也称转乳期食物。辅食添加是儿童从液体类食物逐步转化、过渡为普通固体食物的一个特殊重要阶段，这个过程基本在 6 ～ 24 月龄完成。辅食添加不仅为婴幼儿及时提供营养，还与婴幼儿饮食习惯养成、心理行为发展密切相关。因此，应该重视正确的辅食添加方法。

那么，什么是正确添加辅食的方法呢？让我们从下面 4 个问题出发。

（一）Why——为什么？

为什么要添加辅食呢？很多人都知道，婴儿期是儿童第一个快速增长期，在 1 岁的时候婴儿的体重要长到出生时的 3 倍，身长也达到出生时的 1 倍半，而母乳在宝宝生后 6 个月之后营养含量会逐渐下降。所以，为了满足婴儿快速生长的需要，我们必须适时添加辅食。

（二）When——什么时候？

适时添加辅食，什么时候是"适时"呢？添加辅食，建议在婴儿乳牙萌出，头可以竖立，在大人喂食的时候，把头扭向食物，在吃饱了以后又把头转开的时候。这一般是在婴儿生后 4 ～ 6 个月，体重达 6.5 ～ 7 kg 时。

曾经有人认为，添加辅食越早越好，认为早加辅食可以促进婴儿的味觉发育。而实际上，小婴儿消化系统和免疫系统发育不成熟，过早添加辅食可能会引起过敏和食物不耐受现象；还会减少乳类的摄入，导致营养素不足；也可能因为母乳中的保护因子减少而增加患病的危险。

那么，添加辅食是不是越晚越好呢？也不是。婴儿在生后 6 ～ 8 个月会经历一个味觉敏感期，如果错过了这一时期添加辅食，可能会造成长大以后挑食、偏食现象。添加辅食过晚，婴儿未能及时得到所需额外食物来满足生长发育需要，也会导致生长发育减慢，并因营养缺乏而导致疾病，如缺铁性贫血等。

因此，早于 4 个月和晚于 8 个月添加辅食都是不正确的。而生后 4 ～ 6 个月被称为添加辅食的关键窗口期。

（三）What——什么食物?

应该给婴儿添加什么辅食呢?大家都知道,给婴儿添加的第一种辅食应该是易于吸收,能够满足婴儿的生长发育需要,又不易过敏的食物。那究竟是什么食物呢?以往人们普遍认为添加的第一种辅食应该是蛋黄。因为大家都认识到生后 4 ~ 6 个月,母乳中的铁含量会逐渐下降,为了预防婴儿缺铁性贫血的发生,必须给婴儿补充富含铁的食物。于是,人们不约而同想到了蛋黄。的确,每个鸡蛋黄约含有 1.6 mg 元素铁,而婴儿一天大约需要 1 mg 元素铁,如此看来,每天给婴儿吃一个鸡蛋黄,补充的铁量就足够了。但科学研究发现,蛋黄中虽然富含铁,却同时又富含磷蛋白和卵黄高磷蛋白,蛋黄中的铁可以与这两种蛋白形成极不易被人体所吸收的物质。人体对鸡蛋黄中的铁的吸收率不足 3%。也就是说,婴儿吃一个蛋黄实际上吸收的铁只有 0.048 mg,几乎可以忽略不计。如果我们要真靠蛋黄来补铁,每天除了乳类以外还需要给婴儿补充至少 11 个鸡蛋黄,这显然是不可能的。同时,由于蛋黄中富含多种大分子蛋白,非常容易引起婴儿过敏,因此,在目前的《婴幼儿喂养建议》(《中华儿科杂志》,2009)中,已经不再建议早期给婴儿添加蛋黄。

那么,给婴儿添加的第一种辅食究竟应该是什么呢?答案是:富含铁的谷类食物,也就是铁强化米粉。

而后我们应该给婴儿添加根块茎蔬菜和水果,比如南瓜、胡萝卜、香蕉等。在 7 ~ 9 个月龄以后,我们可以逐渐给婴儿添加动物性食品,比如猪肉泥、牛肉泥等。同时,可以尝试开始添加蛋黄。蛋清由于富含蛋白质,非常容易引起婴儿过敏,因此,建议在 10 ~ 12 个月以后再添加。

（四）How——如何添加辅食?

添加辅食应该遵循一定原则。

1. 单一引入

单一引入原则即添加婴儿从未吃过的食物时,应该每次只添加一种。每添加一种辅食,应观察 5 ~ 7 天,婴儿没有起皮疹,也没有呕吐、便血、腹泻等过敏或食物不耐受现象,再添加下一种辅食。如果同时引入两种或多种辅食,患儿发生过敏,不容易找到过敏原。

2. 由少到多

给婴儿添加辅食应该注意量的逐渐变化,比如添加米粉从一勺添起,逐渐增至一餐,这就是由少到多原则。

3. 逐渐适应

如果喂婴儿一种辅食,婴儿不爱吃,该怎么处理呢?应该换成另一种他爱吃的辅食吗？这样做会造成小儿的挑食、偏食。科学研究表明，给婴儿添加一种辅食，在短时期内反复添加 10 ~ 15 次，婴儿一般都能适应这种食物的味道，这也就是添加辅食的逐渐适应原则。当然，如果某一种辅食反复添加 15 次，婴儿还是不接受，那么可以考虑放弃，他可能终生都不喜欢这种食物的味道。

4. 食物性状转换

婴儿从一出生喝的就是奶，奶是像水一样的液体。4 ~ 6 个月逐渐给婴儿添加辅食，一开始要添加泥糊状食物，比如米粉、菜泥、肉泥等。随着婴儿乳牙逐渐萌出，咀嚼吞咽功能增强，食物的性状也逐渐转换，慢慢可以开始给婴儿喂食菜末、肉末，然后是碎菜、碎肉，这也就是辅食添加的食物性状转换原则。简单来说就是水、泥、末、碎。

5. 进食技能培养

给婴儿添加辅食，不仅是为了保证婴儿营养的摄入，而且是为了训练婴儿良好的进食技能。婴儿在自己抓取食物的过程中，由一开始把食物洒得满身都是，到逐渐学会把头放低、把手抬高，把食物顺利地送到口中。在这个过程中，婴儿不仅摄取了食物，同时口、眼、手协调功能也得到了很好的训练。因此，培养良好的进食技能不仅能够保证婴儿营养摄入，同时还能促进神经系统的发育。

6. 保证奶量

辅食是辅助食品，区别于主食。婴儿的主食应该是乳类。7 ~ 12 个月月龄婴儿每天应该保证奶量 700 ~ 800 ml，而摄入其他食物的量有较大个体差异，以不影响乳类的摄入为限。也就是说，首先我们要保证婴儿的奶量摄入，然后才逐渐添加一餐或者多餐辅食，这也就是添加辅食得保证奶量的原则。

7. 无盐原则

婴儿可以从乳类和辅食中摄取足够的钠，只不过钠的形式不是氯化钠，所以吃起来不咸。如果这个时候再额外给婴儿添加食盐，也就是氯化钠，可能会造成婴儿肾脏负担过重，也可能会影响儿童以后的饮食习惯，增加成年后患高血压等心血管疾病的风险。因此，给 1 岁以内婴儿添加辅食应该遵循无盐原则。

三、幼儿喂养

幼儿是指自满 1 周岁至 3 周岁小儿。这期间的小朋友生长速度相对婴儿期明显变慢。此期间儿童奶量较婴儿期逐步下降，乳类摄入量不应影响主食摄入，但也要保证每日奶量 500 ml 左右。幼儿应注意食物的均衡和营养。有条件的可继续母乳喂养至 2 岁。不能继续母乳喂养的 2 岁以内幼儿建议选择配方奶。注意膳食品种多样化，提倡自然食品、均衡膳食，每天应摄入1个鸡蛋、50g动物性食物、100～150g谷物、150～200g蔬菜、150～200g水果、5～15g植物油。幼儿应进食体积适宜、质地较软、低盐易消化的家常食物，避免给幼儿吃过多油炸食品，少喝含糖饮料。

（一）幼儿一日吃几餐？

每日宝宝应与家人共进3顿主餐，外加2～3次营养丰富的辅餐（水果、牛奶、面包、饼干或自制小点心等）。进餐时间基本固定，每餐进餐时间不宜过长，控制在20～25分钟比较合适。

（二）如何培养儿童良好的进食习惯？

宝宝进餐的位置应该固定，有条件的家庭可让儿童坐在儿童餐椅就餐，便于宝宝与家人互动交流。幼儿进食时要注意避免让孩子看电视或玩玩具等，更不要追喂进食。

幼儿应学习自己抓取食物，自己用勺子进食。在进食的过程中，孩子可能搞得满脸、满身都是，家长不应该批评和禁止孩子自己吃饭。孩子在这个过程中逐渐熟练掌握进食技巧，养成良好进食习惯。1.5～2岁孩子，应能够完全自己进食。儿童每天食欲不同，食量可有波动，家长不应强行给儿童定量，更不应该强迫进食。

习惯奶瓶喂养的幼儿，从12月龄开始学习用吸管杯饮水，15月龄起弃用奶瓶，用杯子饮奶或水。

（三）多大可以喝果汁和鲜奶？

1. 果汁好不好？

1岁以上的幼儿应鼓励摄入富含膳食纤维的新鲜水果，而不是果汁。即使摄入果汁，也应该是100%果汁或适当用水稀释的纯果汁，量不应过多，每日不要超过120 ml。幼儿不建议摄入含果汁的饮料。

2. 多大可以喝鲜奶？

如前所述，牛乳未经过营养素强化，无法保证婴儿营养的供给，因此1岁以内婴儿不适宜于牛乳喂养。1岁以后，幼儿饮食多样化，可开始摄入新鲜牛奶，需要注意的是，脂肪是年幼儿童能量的重要来源，所以2岁以内的幼儿不建议进食低脂或脱脂牛奶，而应喝全脂牛奶。

第三节　生长发育监测

生长发育是儿童区别于成年人的重要特点。儿童生长发育评价包括体格生长和神经心理发育评价两个方面。体格生长水平可代表儿童的健康状态，而生长不足往往是某种疾病状态或营养缺乏的表现。判断婴幼儿是否喂养良好、营养均衡，需要进行生长发育监测。规范的生长发育监测需要客观的评价标准和大规模的横断面调查。

一、儿童体格生长评价标准

（1）生长水平：对照合适的人群参照标准评价研究对象的生长水平。

（2）生长速度：利用合适的生长速度参照标准纵向追踪、调查研究对象在不同时间的生长增长情况。

（3）匀称度：体形匀称和身材匀称。体形匀称表示体型（形态）生长的比例关系，如身高与体重（以不同数值的身高计算的体重）；身材匀称，则以坐高（顶臀长）与身高（长）的比例表示，反映下肢的生长情况。影响下肢生长的疾病可使坐高（顶臀长）与身高（长）的比例停留在幼年状态，如甲状腺功能低下与软骨发育不良。

二、生长发育曲线图

生长发育曲线图为按各等级数值绘制成的曲线图。该图简便、直观，有利于对个体儿童进行生长监测，早期识别生长偏离现象。通过大规模调查（美国国家卫生统计中心汇集的测量资料），WHO 根据儿童的生长发育差异绘制了百分位曲线图（图 12-2 ~ 图 12-5），各国也根据本国健康儿童的横断面调查数据分析统计作出了曲线图。我国国家卫生健康委员会建议采用 2005 年中国九大城市儿童的体格生长数据为中国儿童参照人群值（图 12-6、图 12-7）。

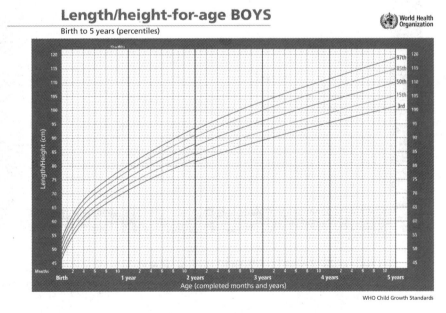

图 12-2　世界卫生组织（WHO）生长发育曲线图［男童身高（长）］

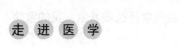

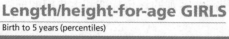

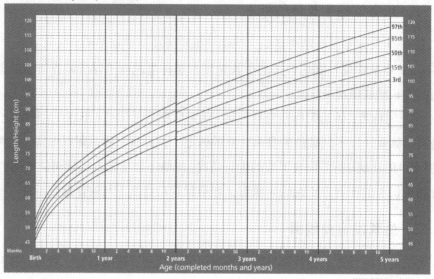

图 12-3　世界卫生组织（WHO）生长发育曲线图［女童身高（长）］

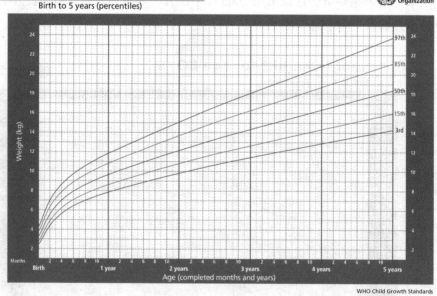

图 12-4　世界卫生组织（WHO）生长发育曲线图（男童体重）

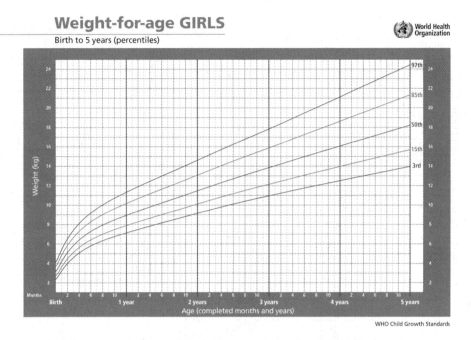

图 12-5　世界卫生组织（WHO）生长发育曲线图（女童体重）

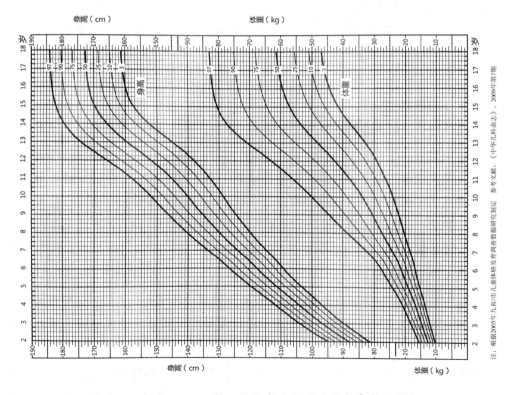

图 12-6　中国 2 ~ 18 岁生长发育曲线图（男童身高、体重）

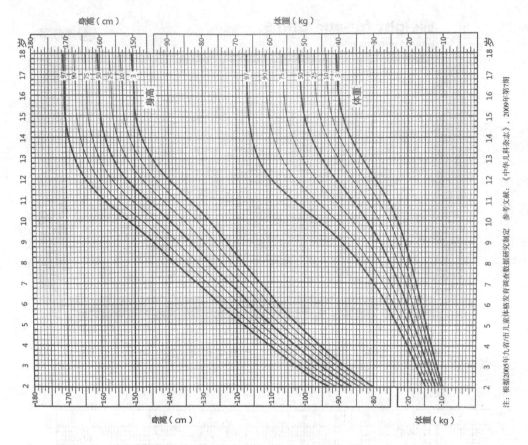

图 12-7　中国 2 ~ 18 岁生长发育曲线图（女童身高、体重）

（一）自己和别人比

在曲线图中，最下面的一条曲线为第 3 百分位，意思是有 3% 的同龄儿童低于这一水平，可能存在生长发育迟缓；最上面的一条曲线为第 97 百分位，意思是有 3% 的同龄儿童高于这一水平，可能存在生长过速。最中间的一条曲线为第 50 百分位，代表平均值。有的小朋友身高或者体重低于第 50 百分位，家长就很紧张，认为"不正常"。其实，我们经常谈及的"正常值"应该是第 3 ~ 97 百分位之间的范围，而不是只有高于第 50 百分位才算正常。

（二）自己和自己比

曲线图的优点是较等级数值直观，不仅能比较准确地了解儿童的生长发育水平，还能通过定期纵向观察儿童生长趋势有无偏离现象，以便及早发现原因，采取干预措施。

根据不同年龄阶段测量要求，为儿童测量身高、体重，将测量结果描绘在生长曲线图上，这样得到的曲线即为该名儿童的生长曲线。由于受遗传、饮食习惯等多种因素影响，有些儿童生长速度曲线位于比较高的水平，有些儿童生长速度曲线则位于比较低的水平，但是只要与某一条生长曲线趋势一致且匀速顺时增长均属正常。

三、生长发育的影响因素

生长发育是儿童的独有特点，既存在个体差异又遵循一定规律。

（一）生长发育是连续的、有阶段性的过程

生长发育在整个儿童期是不断进行的，但并不是等速进行的，各年龄阶段生长发育有各自的特点。

出生后第一年(尤其前3个月)和青春期是两个生长高峰。所以抓住这两个高峰期，进行科学喂养，非常重要。而当出生一年以后，小儿体重、身长增长趋势逐渐减缓，也不用太紧张。

（二）各系统、器官生长发育不平衡

人体各器官、系统的发育顺序是不一致的。比如神经系统发育最早，儿童的大脑在2岁以内发育较快。生殖系统则发育较晚，青春期才开始性发育。

（三）生长发育具有一般规律

抬头 → 翻身 → 坐 → 站 → 走；

五指大把抓 → 拇指食指捏东西；

观察、感觉、认识 → 记忆、思维、分析、判断……

这些看似普遍的规律正是儿童生长发育的一般规律。有的家长急于求成，恨不得孩子一天就长大。宝宝还不会坐就抱起来强迫宝宝站立，其实这对儿童的骨骼发育并不利。我们要遵循生长发育的规律，不要"揠苗助长"。

（四）生长发育存在个体差异

小儿生长发育虽有一定的规律，但在一定的范围内受遗传和环境等因素的影响，存在着相当大的个体差异。

以长牙为例，大部分儿童6个月（4～10个月）左右出牙，但是有的小朋友，1岁左右才萌出第1颗乳牙也是正常的。说话和走路也是一样的道理，在一定范围之内都属正常。

（五）生长发育与营养和疾病密切相关

无论是在妈妈肚子里还是在出生后，宝宝都需要充足的营养。孕期定期产检、出生后科学喂养、保证营养素均衡是儿童保持良好生长发育的基础。

疾病也是影响儿童健康成长的因素，急性感染可以使儿童体重下降，慢性疾病则使小儿身高体重都受影响。所以，保持健康的身体状态，对于儿童的成长是非常重要

的。当然，偶尔一两次的小感冒或者腹泻，家长也不要太焦虑，对于小朋友，每一次生病也是免疫系统接受锻炼、逐步成熟的机会。

此外，生活环境也影响着儿童的生长发育。物理、化学、生物和心理因素都可能影响小儿生长发育。

由此可见，遗传决定了儿童的潜能，而潜能又受到外界环境的各种影响。良好的居住环境、规律的生活习惯、完善的医疗保健是促进儿童良好生长发育的重要因素。

【小贴士】

1. 维生素 A、维生素 D 吃多了会不会中毒？

关于维生素 A、维生素 D 吃多了会中毒的传闻非常多。那么，维生素 A、维生素 D 吃多了到底会不会中毒呢？答案是：会的。儿童每天吃维生素 D 2 万 ~5 万 U，连续数周或数月，会引起中毒。一次吃维生素 A 30 万 U，会急性中毒；每天吃维生素 A 5 万 ~10 万 U，超过 6 个月，会慢性中毒。那么市面上销售的维生素 AD 制剂一般是什么剂量呢？常见市面上销售的维生素 AD 制剂一般含维生素 A 1500 U/ 粒、维生素 D 500 U/ 粒。

也就是说，如果想发生维生素 A 或维生素 D 中毒，一天需要吃 30~40 粒维生素 AD 制剂，还要连吃几个月，由此看来，想要中毒也很不容易呢！

2. 经常听到有小儿家长问医生："大夫，我想给孩子查查微量元素，看看缺不缺钙。"钙是微量元素吗？

微量元素指占人体总重量万分之一以下的矿物质，宏量元素指占人体总重量万分之一以上的矿物质。钙占人体体重的 1.7% 左右，远多于万分之一，因此，钙不是微量元素，而是宏量元素。

3. 小朋友到底要吃多少盐？

不同年龄段孩子食盐的推荐量如下。

（1）12 个月内不加盐。

（2）12~24 个月注意口味清淡，每日食盐量低于 1.5 g，避免刺激性食物。

（3）2~6 岁的幼童每日食盐不应超过 2 g。

（4）青少年每日吃盐不要超过 4 g。

（5）如果你还是没概念，那么看这个：世界卫生组织建议一般人群每日食盐量为 6~8 g，而中国居民平均每人每天输入食盐达 12.0 g，已经远远超标。所以：①要控制成年人食盐量。②学龄前儿食盐量应该控制在成年人的 1/6~1/4。

4.生长发育曲线图虽然清晰准确，但是查起来有点麻烦，有没有简单的公式呢?

有，可以粗略参考以下表格。

（1）体重增长规律及公式（表12-1）

表12-1　体重增长规律及公式

年龄	增长规律	公式（kg）	达出生体重之
0 ~ 6个月	600 ~ 800 g/月	出生体重 + 月龄 × 0.7	
7 ~ 12个月	350 ~ 400 g/月	6+ 月龄 × 0.25	
1岁			3倍
2岁			4倍
2 ~ 12岁		年龄 × 2+8	

（2）身长增长规律（表12-2）

表12-2　身长增长规律

年龄	增长	达
0 ~ 6个月	15 cm	65 cm
7 ~ 12个月	10 cm	75 cm
2岁		85 cm
2 ~ 12岁	5 ~ 7.5 cm/年	年龄 × 7+75 cm

第十三章　体像及其障碍

人类本性中就有普遍的爱美的要求。人们在追求美的过程中会自然产生出对丑的否定和拒绝，进而想方设法去摒弃和改变自己认为丑的事物。当人们以自己的身体为审美对象时，体像及体像问题便出现了。体像是人们对自己身体的感受和评价，为了获得自我欣赏的愉悦感，人们会化妆、减肥、穿漂亮衣服，甚至去做整形美容手术以使自己更美，适度地自我修饰和美化是积极的表现，但是过度担忧自己的体像就可能成为心理负担，甚至演化成精神心理疾病。例如我们常见一些人，无休止地做整形手术、因为过度减肥导致厌食营养不良、认为自己丑陋不堪而拒绝一切社交活动等，但是，周围人并不觉得这些人丑，在外人眼里他们都是容貌正常的人。显然这些人对自身的审美出现了偏差，并由此出现了伤害自身的行为，这就是体像障碍，是对自身躯体形态的歪曲认识或错觉。

体像障碍的出现不仅是单纯的心理问题，还有其生物学基础。在医学干预过程中，除了皮肤科、整形外科、心理科、精神科医生，其他临床医生也会遇到由体像障碍导致的疾病，如厌食症引起的闭经、营养不良、器官功能衰竭等。所以这是一个医学－心理学综合问题。

第一节　人体审美心理与外表吸引力

美感，是一种复杂的心理活动和心理过程，是客观事物的美的属性被人类的感官所接收，通过神经输送到大脑而引发的感受。

一、人体美的概念

人体美是人体在正常状态下的形式结构、生理功能和心理过程的合乎目的的协调、匀称和统一，是自然美与社会美的交叉表现，它主要指自然美，并且以其为最高表现形式。人体是人体美的基础，也是人类进化的产物，身体魅力是人对自身的认识和评价。

人体作为审美客体，具有以下特征：

（1）人体是和谐统一的整体，是整体与局部、局部与局部、环境与机体、肉体与心理对应关系的协调与和谐。

（2）人体具有均衡匀称的形态，表现为身体左右对称、比例均衡、形体匀称、动作协调。

（3）人体的生命活力之美。人体是生命的载体，只有生命才能赋予人体美的意义。

二、审美意识与美感

（1）审美意识（aesthetic consciousness）是广义的"美感"，是人类大脑对客观存在的审美对象的能动的反映。审美意识产生于人类长期的审美实践的基础之上，是社会实践中的审美主体与客体相互作用的结果，并且随着人类的社会实践和审美实践而不断发展。审美意识相对于其他意识的特点：它是以一种感性的方式，对审美对象进行直接的感知，因而它的感性因素更强烈、更突出，而理性因素则融于其中，并达到和谐统一。

（2）美感（sense of beauty）即审美感受，是客观事物的美的属性被人类的感官所接收，通过神经输送到大脑而引发的感受。由于人类的心理活动具有思维、联想等功能，使得人类感觉器官的功能脱离了动物状态，具有了感受美的能力，这是人类实践活动的结果。需要强调的是，美感不同于快感。美感是精神上的愉悦，蕴藏着理性的因素，是人类所特有的，它具有愉悦性和直觉性的特点，如人们把善良、慷慨、谦虚等称为"美德"。快感则是生理需求和生理欲望被满足时，身心的愉快或舒服感，其本质是物质的，如人们的口腹之欲得到满足时，会赞叹："美食！"

三、人体美感与性感

在容貌审美中，美感和性感常常是相融的。但是由于长期以来的性压抑文化，人们在对人体审美时很少把美感和性感相联系。性感（sexual sensation）是指启动性亲近的心理体验，是美感中与性密切相关的表征，能带给异性集中强烈的感受。费尔巴哈曾说："大自然的美，全部集中于且个性化于两性的差异上。"两性的不同生理特征不仅是性感的基础，也成为人体审美的基础。青春期青少年从对自身的第二性征、性器官感到紧张害羞，到同性间的比较（自卑/骄傲）、在异性面前的修饰炫耀等，是性意识和性感的成熟过程。

性吸引力是由气质美、外在美、性感同时起作用的。其中，气质美是灵魂与核心，外在美是躯壳与基础，而性感则是催化剂。缺乏气质美的性吸引是原始的、低下的生物本能；而没有外在美和性感的性吸引是不完美的、不协调的。

四、人体美感与形式美

美的形式是指具体形象的内部结构和外部状态，是美存在的方式，它包括外形式（美的形态外观）和内形式（美的内部组织结构）。美的形式，总是与它所表达的内容融为一体的，但又有其相对的独立性，而且有自身的继承性。人体的形式美包括线条、轮廓线、曲线、雕刻度、立体感、量感、质感、起伏度、光感、比例等。这也正是人们非常关注并产生焦虑的部分，困扰体像障碍者的几乎都是形式美，尤其是外形式。

五、人体丑感

丑感（sense of ugliness）与美感相对立，是感官对事物的消极反应，即人的高级感官的不愉快的感受。作为近代美学的新领域，丑感被视为一种复杂的现象。当个体认为自己丑陋时，就意味着其自我意识中包含消极的体像，即对自身形体或容貌不认可，相伴随的便是令人不快的"丑感"。有时，尽管人们在理性上认为自己的容貌丑陋，但并没有伴随不愉快的感受，说明这些人具有适应或升华的情感机制。所以，消极体像的形成，并不是因为个体意识到自己丑陋，只有为自己的丑陋而痛苦的人，才会产生不愉快的"丑感"。

第二节 体 像

一、体像的概述

（一）体像的概念

体像（body image）是人们对自己身体的心理感受，也称为身体意像、自像、身像等，是对自己身体的姿态和感觉总的主观评价。体像是大脑对传入身体的感觉进行的整合，与情绪和人格密切相关。

（二）体像的特点与意义

1. 体像构成的完整性

视觉的局限性限制了人类完整体像的产生。我们对自己身体的直接观察（看自己的手、腹、足等）和间接认识（通过照片、镜子、录像等）都只是整体的一部分。各种各样的身体知觉形成了多个不同的、独立的体像，所谓完整统一的体像，实际上是无数独立体像的集合体。

2. 体像与人格的统一性

体像是对自身外表的心理反应或投射，这个过程与他人对自己的评价密切相关。体像是自我概念发展的基础，决定了人格结构，为人的社会行为模式提供了心理蓝图。如一个具有肯定性体像的人，与之相一致的就会是自信的人格特点，其社会行为多是开放的，善于交往的。

3. 体像是人际交流的基础

身体是人际交往的绝对必要条件，身体是心理交流的非语言系统的唯一媒介。非语言交流包括表情、姿势、动作、外表等，这些非语言交流系统称为"身体语言"。在人类社会活动中，身体从来就不是单纯的生物体，它是信息的载体，并具有一定文化象征意义。

二、体像知觉与自我体像的形成

（一）知觉与身体知觉

1. 知觉对象

根据对象的不同，知觉分为物体知觉和社会知觉两类。物体知觉包括时间知觉、空间知觉、运动知觉。社会知觉包括人际知觉、对个人的知觉、自我知觉。另外，根据知觉映像是否符合客观实际，分为正确的知觉和错觉。一个人的体像是物体知觉和社会知觉两者共同作用的结果，这就是体像知觉的复杂性之所在。

2. 身体知觉与感觉

知觉是根据感觉的过程（包括视、听、嗅、味、触、动、平衡等）形成时间知觉、空间知觉、运动知觉等。与体像相关的主要是空间知觉。

空间知觉（space perception）是指以感觉为基础，对自身所在的空间以及周围空间中各种事物之间的关系，进行综合了解的心理过程。对身体的审美属于视空间知觉。

3. 身体内部知觉和外部知觉

身体知觉可以分为内部身体知觉（internal body perception）和外部身体知觉（external body perception）。

内部身体知觉包括痛觉、饥饿觉、机体感觉等，是由触觉、内脏感觉等刺激引起的对躯体状态的认识。因此，躯体内部知觉不能形成体像。

外部身体知觉，是通过适应所获得的对身体各部分的认识知觉。例如，我们能够听见自己和别人说话的声音；别人能够看到我们的外表，我们自己也可以通过镜子、照片等媒介物看到自己。故视听所形成的知觉是外部的，这类知觉属于非主观知觉。而主观知觉别人是感受不到的，如疼痛只有自己知道。因此，身体的外部知觉能够形成体像。

4. 体像与社会知觉

社会知觉（social perception）是指人对人的知觉。体像知觉既是物的知觉，也是社会知觉。人对物的知觉不一定客观，有可能出现错觉。人是复杂的有机体，且人与人之间的外部和内部条件有很大的差异，同时还有许多社会心理因素的影响，故根据人的外表所形成的知觉会有更多的误差。

Rotherbart 等（1977）曾做过一个实验，让两组大学生看一张中年男人的照片，并给出印象评价。具体实验步骤：首先，对 A 组学生说，照片上的男人是盖世太保的首脑人物之一，杀害了成千上万的犹太人；对 B 组学生说，他是反纳粹地下组织的领导人之一，曾挽救过上万犹太人的生命。然后，分别让两组学生描述他们对此人的印象。实验结果，两组的结论截然不同：A 组学生将此人描述为面目凶恶、残忍成性的人；B 组学生将此人描述为面容和蔼、心怀仁慈的人。由此可见，实验结果的差异在于人的知觉模式的不同，即在人们的观念中普遍存在的反纳粹思想左右了人们的知觉，从而形成不同的情感体验和评价。

体像的知觉会受到多种社会意识的影响，如审美观的影响。审美观本身就是一个具有多样性，且不断变化的文化价值观。人们的审美观不同，体像知觉的结论必然不同。如过度认为以瘦为美的审美观会造就出很多厌食症的患者，正所谓"楚王好细腰，宫中多饿死"。审美观是世界观的组成部分，所以在宣扬女性依附于男性的社会，会出现缠足这样以摧残女性身心来取悦男性的审美。甚至很多女性不认为自己是受害者，反而以自己的"三寸金莲"为荣，鄙视自然足的女性。这是我们现代女性难以理解的审美观。

（二）自我体像的形成和发展

1. 自我体像的形成

自我体像的心理要素在个体还未形成完整的外表意识前就存在和应用了。婴儿的自我意识主要是通过身体的感觉，包括母亲对婴儿生理需求的满足，这是对"躯体我"（me）的认识。

儿童对自己身体的外部知觉，到儿童后期或青春期才逐渐形成，这时他们对身体外观萌发强烈的关注。随着语言和理解力的发展，儿童通过环境的评价来认识身体特征和行为。该阶段孩子对自己的认识，并非通过对自己的观察，而是依赖于外界，如父母、同伴、老师的评价。儿童逐渐发现自己的身体特征，如身高、体重、力量、协调性、肤色等，会被同伴和老师等用来评定他们在体育和社会活动中的地位次序。身体缺陷成了潜在的折磨和羞辱，天生的身体特征成了友谊、尊重和被同伴接受的条件。因此，身体的特征将成为儿童人格中的"社会标记"（social marker）。

体像充分的形成开始于进入青春期的阶段。随着生理的发育、抽象思维能力和自我反省能力的增强，心理与生理统一的自我意识开始形成。青少年们空前地关注自己的身体外形，他们尝试各种服饰、姿态、表情，与同伴一起频繁地讨论自己到底给别人留下什么印象。这些自我研究使体像不断增长和积累，这些知觉成为完整体像观念的组成部分。

2. 体像与人际交流

我们的身体在真实世界中参与着每一次的人际交流。人们在评价他人外貌时，一方面会参考自身外表如何作用于别人，以及别人如何评价自己；另一方面会受到自身外表在心理上留下的自我体验的影响，并据此去评价别人。人们在表达真实的感受或是隐瞒内心想法时，都要运用外部体像，做出期望别人能够理解的身体表象，如否定时摇头，赞许时微笑颔首等。

（三）体像错觉

1. 体像错觉现象

体像属于知觉，因此也会产生错觉。体像知觉，特别是与自我体像有关的知觉，更多地受到心理因素的影响。

2. 体像错觉的心理学原因

知觉，首先由感觉器官接收信息，最终还要靠大脑对刺激进行主观解释。对事物的知觉不仅取决于客观刺激，还要看知觉主体是谁，以及当时所处的状况。如我们熟悉的《两小儿辩日》，人对于太阳大小的知觉，受背景参照物的影响而不同，这是大脑加工的结果，不是视觉（感觉）有了变化。事实上，决定知觉的主要是心理因素，包括经验、注意、观念、需要与动机。体像错觉除了遵循一般错觉的规律外，受到更多种主观因素的影响，尤其是对自我体像的认知。

（1）经验的影响：人与动物一样，其最基本的知觉多是本能性的，但复杂的知觉是需要学习的，还会受主观经验的影响。在人体审美中，非常容易产生先入为主的各种观念。

（2）观点的差异：人们对知觉解释的根据，形成了个人对某一事物的"观点"；观点不同，知觉经验便会不一致。体像知觉更是复杂，受影响的因素更多。如非洲摩尔西部落的"唇盘"，他们以此为美，没有唇盘的女性很难找到理想的丈夫，这种对身体结构以及功能的破坏，处于现代文明中的我们是无论如何也不会觉得美。

（3）动机与需要：动机产生行为，动机也会影响知觉。如面对一丛花，画家、植物学家、园丁，因为他们的动机不同，故可能会形成不同的知觉。动机来源于需求，需求强烈，这方面的知觉也会受到重视。例如，画家重视的是视觉的美，植物学家关注的是物种特征，园丁看重的是植株的生长情况。然而，当需求过于强烈时，会产生另一种情况。例如，自认为肥胖并因此特别苦恼的人，很有可能会对自己的实际体重估计过高，即求美心过于迫切的人，常常会放大自己容貌上的缺陷。

（4）注意与敏感：注意与知觉相关，越是注意，知觉就越清晰、深切，故注意会影响学习和记忆。当人们对于自身缺陷过分注意时，会导致知觉处于一种敏感状态。如一个觉得自己鼻子太大的人，看照片时，首先就会关注自己的鼻子，还会和别人的鼻子做比较，但是别人可能根本没有注意到他的鼻子，也不觉得有什么异常。

（5）情感与情绪：情绪与情感会影响知觉的准确性。人们常说"母亲看孩子，怎么看怎么好"，便是情感对知觉影响的典型例子。人们在心情（情绪）不好的时候，会看什么都不顺眼，相反，高兴时会觉得一切都很美好。体像知觉会更多地受到情绪和情感的影响，并造成体像偏差。

体像知觉的错误不仅有生理感觉和心理过程的作用，还需要从更广泛的心理现象与社会心理学角度来进行探讨，如对时尚潮流的追求，是从众的一种表现，随之而变化的审美标准会影响自我的体像知觉。

三、影响体像形成的因素

（一）体像与自我

体像是人格不可分割的重要组成部分，是自我概念的关键内容之一。

1. 自我的组成

每个人都有一个"我"的概念，既对立于自然环境，又对立于社会环境。自我是如何构成的呢？詹姆士认为总的自我的概念由五个层面组成，即物质自我、心理自我、思想情绪过程的自我、社会自我和理想自我。体像与自我的这几个层次关系密切，如物质的自我是与自己的躯体相关的自我。

2. 自我观念与体像

一切属于个人从自身方面所得的经验，称为自我经验（self-experience）。自我经验代表个人经验中对自己一切的知觉、了解与感受，即"我是谁？""我是什么样的人？""我的相貌如何？"等问题的答案。如将答案总结归纳起来就形成了个人的自我概念（self-concept）。自我概念的形成，是个体在其所处环境中对人、对己、对事物交感互动所获得经验的综合结果。体像是自我概念的组成部分，是个体对自己认知的结果。

卡尔·罗杰斯（Carl Rogers，1902—1987）的人格理论称为"自我论"（self theory），以个体的自我为中心理念。罗杰斯认为个体根据直接经验与评价性经验形成自我概念时，伴随着强烈地寻求他人"积极关注"（positive regard）的愿望。如美容的根本动机是为了获得他人的赞许。

罗杰斯还提出"自我和谐"（self congruence）的概念，即一个人的自我概念中没有自我冲突的心理现象。这是一个很高的境界，自我冲突多产生于"理想自我"（ideal self）和"真实自我"（real self）不一致时。如众所周知的迈克尔·杰克逊的皮肤漂白术、阿道夫·希特勒的隆鼻术，都是自我冲突的表现，这种自我不协调的心理所导致的某些行为甚至影响了全世界。实际上这种不和谐任何人都会面临，容貌和形体是客观性的存在，如高矮、肤色、脸型等，很难给予根本性的改变。于是很多人选择了整形手术，但手术并不一定能达到理想效果，人们只能返回来从调整心态入手解决困扰。

3. 自我统一体与体像发展

奥尔波特（Gordon Alport，1897—1967）认为人格是由生物结构和心理结构组成的，组成人格的原始材料（raw materials of the personality）是气质、智力和体格。人格是在这些材料的基础上，包括一切有利于内心统一的所有方面，形成了"自我统一体"（亦称"统我"）。现在我们根据奥尔波特人格发展的八个阶段，来说明体像是如何随之发展的。

（1）对躯体的"我"的意识（1岁）：人格的产生，也是体像产生的起点。

（2）对自我同一性的意识（2岁）：开始意识到自己与他人的差异，逐渐把自己作为一个独特的参照体系，可以通过媒介物认识自我的独特性。

（3）对自我尊重的意识（3岁）：儿童知道他们能独立地做一些事情，并为此而骄傲。

（4）对自我扩展的意识（4岁）：儿童有了"我的"的意识，自我意识逐渐扩展到外部事物。

（5）自我体像的形成（4～6岁）：此时是儿童形成积极或消极体像的第一个关键时期，儿童会将自己的身体与别人的比较，形成对自己身体的初步认识，并结合他人的评价，模糊地形成消极或积极体像。

（6）理性运用者的自我形成（6～12岁）：开始运用"思维"来解决生活中的问题，开始重视外界的评价，并意识到了容貌的作用。

（7）追求自我统一体的形成（12岁至青春期）：开始以未来的目标组织生活。这是个体形成肯定或否定体像最关键的时期。

（8）作为理解者的自我形成（成年）：当自我意识达到了统一，并超越了以上七个方面时，作为理解者的自我，综合了所有的统我功能。在体像方面，表现为对自己容貌、形体的认可或接受。

4. 体像和自尊

体像烦恼是介于正常体像和体像障碍之间的体像心理，在程度表现上没有体像障碍严重，但更具有普遍性和弥散性，是一种自我认知偏差引起的心理问题，与器质性因素无关，表现为过分夸大自身缺点和轻微缺陷。自尊是自我的核心，身体自我和自尊紧密联系、互相影响。

（二）体像与性

体像与性有着复杂的关系，性审美属于体像的重要组成部分。在性压抑减少，性意识觉醒的当今社会，很多性问题以体像问题的形式表现出来。如女性的乳房、处女膜，男性的阴茎等，都成为常见的体像苦恼对象。

在个体成长过程中，青春期是性体像问题最多的阶段。当一个青年人对自己的以第二性征为重点的体像不满意，且很难改变时，就会产生烦恼和焦虑。如认为自己乳房太小或太大、个子太矮、胡须体毛过多或过少、阴茎的长短等，他们认为体像会影响自己的性吸引力。随着年龄的增加，越来越接近恋爱、结婚、过性生活的年龄，这方面的忧虑会与日俱增。

乳房是女性曲线美的重要组成部分，它既隐秘又外显。随着医学的进步，乳腺癌的检出率、诊断率、手术率增加，随之而来的一个特殊而重要的问题出现：乳腺癌对女性患者体像和性功能的影响。乳腺癌患者在接受手术和化疗后，因乳房的残缺、形体改变及脱发引起自尊心受损、自卑感和无助感，认为自己失去女性魅力，因对自己的身体感到羞愧而回避社会交往等。乳腺癌患者术后常见的性功能问题有对性生活缺乏兴趣、次数减少、性交痛、难以达到高潮等。

随着人们性意识的觉醒，对生活质量的要求不断提高，医务工作者逐渐重视保留乳房术式的应用。但遗憾的是，很多患者在知道了乳腺癌的诊断后，第一时间考虑的是生命问题，于是强烈要求切除乳房，以获得肿瘤被根除的安全感。尽管医生会告知患者及家属："在符合适应证的前提下，保乳术和根治术的效果相同；并且大多数乳腺癌是可以治愈的，当癌症的阴影逐渐褪去后，夫妻生活的需求仍很重要，保留乳房是上策。"但一方面因患者和家属的恐惧感占了上风；另一方面，人们觉得为了性而冒险保留乳房是难以启齿的，是可以放在最后才考虑的因素。而事实上，性是人类的基本需求之一，一旦性生活出现问题会影响到夫妻关系甚至整个家庭。

（三）体像与社会文化

体像是一种社会性知觉，社会文化是体像知觉产生的背景。体像会随着我们"自身"的态度、感觉和经历而变化，它也可以受道德或另一种文化的影响。如我们众所周知的"唐代以胖为美"，实际上初唐和晚唐并非如此，以丰腴为美主要在盛唐时期流行，这是社会繁荣对审美的影响。在第二次世界大战前，日本妇女追求的是平坦的胸部，由于战后受西方文化的影响，到了现代则以夸张的乳房为美，日本漫画中的二次元美女就是这种审美的典型形象。

关于社会文化因素对身体意像影响的研究中，普遍认为有三大主要的来源：媒体、家庭和同伴。

1. 媒体

媒体对身体意像的影响，较多探讨对青少年和女性的影响，尤其是女性，且多是负面影响，导致女性产生过多的体重关注、低自尊、身体不满意等消极情绪，并使其对自身吸引力的知觉降低。不过随着时代的变迁，媒体信息对于男性的影响也越来越显著，如健硕的肌肉、精致的面容，为了美而减肥、整形也不再局限于女性群体。

2. 家庭

家庭对身体意像的影响主要表现在父母对孩子的影响上。Rieves 和 Cash（1996）的研究发现，女大学生的体像障碍与父母的身体不认可呈显著正相关。Kanakis 和 Thelen（1995）的研究发现，女性大学生的进食障碍与父母对其身体的嘲笑有显著关系。但是，该研究没有把家庭经济状况、家庭凝聚力等因素考虑进去。

3. 同伴

同伴是我们的外部参照系，也是社会信息的重要来源。Stormer 和 Thompson（1996）的研究发现，同伴的嘲笑与女大学生的身体意像扭曲和不满有显著关系。而且与同伴的社会比较，能够导致身体不满及进食障碍。

四、消极体像和积极体像

（一）消极体像

1. 消极体像的含义

从对个体心理发展的影响及导致的结果来看，体像可以分为积极体像（positive body image）和消极体像（negative body image）；从自我概念出发，前者是一种有利于自我肯定、自我接受的体像，也称为肯定性的体像；后者不利于自我肯定、自我接受，是否定性的体像。

2. 消极体像的种类

根据对个体影响的程度，将消极体像分为体像困扰和病态体像两大类。体像困扰主要指体像蔑视；病态体像是一些与体像有关的心理障碍，包括神经症或精神病。

（1）体像蔑视（body image disparagement）：是一种慢性的心理困难或失调，是对自身外形否定性评价的结果，表现为一系列自我贬低的心理困难。其主要表现包括自我否定、自我蔑视，不接受自己，常伴有自卑感、自我封闭、自我放弃等行为。

体像蔑视在容貌形体缺陷者中的发生率明显高于普通人，如肥胖者。这是一种难以治愈的心理失调，具有顽固性，短时间内很难消除，即使患者外貌改善（如体重减轻）后也是如此。

（2）体像变形（body image distortion）：在英文中"distortion"是"歪曲""曲解""变形"的意思，在物理学中，指透镜成像产生的"畸变"。人们在认识自我形象确立体像的过程中，需要借助媒介物的映射，以及复杂的内心活动。人们有时会形成扭曲的自我体像，如同在哈哈镜前看到的自我形象，这个过程就称为"哈哈镜效应"。

（3）体像障碍（body image disturbance）：是一个精神症状或病态心理表现，是对自身躯体形态的歪曲认知或错觉。

（4）躯体变形障碍（body dysmorphic disorder）：躯体变形障碍是指客观身体并不存在缺陷，或仅有轻微的缺陷，而个体想象自己有缺陷，或把轻微的缺陷夸大，并因此产生痛苦的心理病症。它是一种独立的体像障碍病症，生活中这部分患者最为常见，也是我们关注的重点。

（二）积极体像

早期的研究多集中于消极体像，直到二十多年前，随着积极心理学的兴起，积极体像才逐渐成为身体意象研究的新方向。

1. 积极体像提出的背景

1997 年塞利格曼（Seligman）提出"积极心理学"的理念，积极心理学研究那些维护人们心理健康的积极人格特质，强调通过美德和品格力量去增加和维持个体的幸福感，对体像适应性层面的研究也朝着这个方向转变。对积极体像的研究，能够帮助心理学家通过发现人性中的优势力量去缓解消极体像带来的痛苦，并预防体像困扰。

2. 积极体像的特征

积极体像是指个体对自己的身体持有正确、清晰的认知，对自己各部位身体的看法接近其原貌。接纳并欣赏自己身体的自然原貌，认为个人的外表并不会影响自己的性格和价值观，接受自己独有的身体并感到舒适和自信，不会不合理地把大量时间投注在担忧食物、热量、体重上。

积极体像的定义包括以下四方面特征：身体的赞许观念（无论现实的容貌如何，都维持赞许观念）；接受身体（无论体型、体重等方面是否完美，都保持接受）；尊重身体（关注身体需求，从事健康的行为）；保护身体（拒绝媒体所宣传的，不符合自然实际的身体形象）。

第三节 体像障碍与躯体变形障碍

一、体像障碍与躯体变形障碍概述

（一）体像障碍的概念

体像障碍（body image disturbance）是指个体对自身躯体的歪曲认知。

体像障碍与一般的消极体像，如体像蔑视（body image disparagement）不同。体像蔑视是一种慢性的心理失调或困难，是对自身容貌形体否定性评价的结果，并以一系列自我贬低为表现的心理困难。容貌、形体有缺陷者常常会有体像蔑视，如果形体和容貌存在较明显的缺陷，通常会影响个体的心理发展，形成消极体像。消极体像是以客观存在的缺陷为基础的，而体像障碍者则并没有明显的客观生理缺陷，或即使有一定的缺陷，也不像患者自己所表述的那么严重。

（二）体像障碍的特征

1. 体像障碍是精神病症的一个症状

体像障碍属于精神症状或病态心理表现。

2. 体像障碍具有不同的形式和性质

普通人在严重饥饿、极度疲劳和身体不适的情况下，也有可能产生短暂的体像障碍，但本人能够认识到这是主观感觉的改变；许多神经症都伴有体像障碍，如抑郁、焦虑、神经性厌食等；一些精神病症也伴随有体像障碍，如精神分裂症患者可出现多种多样的体像障碍。如窥镜症，可见于精神分裂症早期，患者长时间凝视镜子中的自己，有时还作某些表情或转动头颈，这是因为患者感觉自己的形象变了。因此，大脑器质性病变引起的体像障碍总称为自体失认症（autotopagnosia）。

3. 体像障碍也可以作为一个独立的病症

在其他国家，体像障碍也被视为一个独立的病症，被命名为"躯体变形障碍"。DSM-4[①]给躯体变形障碍下的定义是："对身体外表的想象缺陷的一种先占观念。"在我国的 CCMD-2-R[②]中，将躯体变形障碍列入了疑病症。

【注解】①DSM 系统是美国精神病学会出版的《精神障碍诊断与统计手册》。②CCSM：《中国精神障碍分类方案与诊断标准》。③先占观念：是指个人所独有的在头脑中占优势的观念。它的发生虽然常常有一定的事实基础，但观念片面，与事实情况出入很大。

（三）躯体变形障碍的含义

躯体变形障碍 (body dimorphic disorder，BDD) 是指客观身体外貌并不存在缺陷，而个体想象出缺陷，或仅存在轻微的缺陷，却将其夸大，由此产生心理痛苦的心理病症。

DSM-4 将躯体变形障碍的特征概括为：一个身体外表正常的人，存在对身体想象的先占观念，或存在轻微的缺陷，但是给予过分关注。罹患躯体变形障碍者会有多种主诉，如过分大的鼻头、扭曲的眉毛、过厚的嘴唇、太小的生殖器等。患者会有难以忍受的丑陋缺陷感，随着这种先占观念的持续和蔓延，患者会出现社会性的逃避，并反复地去看美容整形科和皮肤科医生。

【实例】一位 28 岁单身男性，从 18 岁开始出现自己头发太稀疏的先占观念。尽管别人一再保证，并未看出他的头发有过度脱落的迹象，但他每天还是要对此焦虑烦恼好几个小时，以致深陷抑郁情绪之中，逃避社会，无法上学。尽管他也明白自己的先占观念有些过分，但就是不能自控。他先后找过 4 位皮肤科医生就诊，医生认为，他头发脱落的情况很轻微，完全无须治疗。但是医生的保证并未使他放心。患者的这一观念和随之而来的抑郁状态持续了 10 年，严重影响着他的社会生活，逐渐发展到回避大多数社会活动，只能在业余时间去一个面包房工作。前不久他与女友分手了，之后去精神科就诊。他诉说道，是自己的病症毁了他与女友的关系。这位男士的表现就是典型的躯体变形障碍，并且因此严重影响了正常生活。

在美容热潮兴起之后，罹患躯体变形障碍的人更多了，他们希望通过手术矫正其臆想中的容貌缺陷，使得许多临床问题变得更加复杂。

（四）躯体变形障碍的特点

1. 躯体变形障碍与先占观念

在 DSM-4 中，躯体变形障碍的最基本特征是无外表缺陷的个体对其自身想象出缺陷的一种先占观念。先占观念（preoccupation）与优势观念（dominant idea）相关。优势观念是同一类群的人心目中占优势的观念。如高中生的优势观念是考大学；高校教师的优势观念往往是晋升职称。若"优势观念"是个人的而非群体的，就是先占观念，但不包括妄想和超价观念。如前述案例中的男士，认为自己头发太稀疏就是他的先占观念。

2. 躯体变形障碍与超价观念

躯体变形障碍是个体对自身外表想象的缺陷，并为这种缺陷而痛苦，而这一想象的缺陷又是以超价观念为基础的。超价观念（over valued idea）是一种涉及自我确信的价值信念，特征是观念片面而偏激，以致不被同一文化或亚文化的多数人所接受。超价观念与妄想不同，它有相当的事实依据，没有明显地歪曲事实，推理也合乎逻辑。超价观念有一定的社会真实性和可接受性，只是过于偏激，远离文化常模。超价观念与人格的其他部分是协调一致的，并不导致人格改变。超价观念具有强烈的情感和动机，它对患者的心理活动和行为有显著的影响。超价观念并不罕见，除见于神经性厌食、躯体变形障碍外，还见于病态嫉妒、好争辩的偏执状态，及以疑病观念为主要临床表现的疑病症。

3. 躯体变形障碍与妄想

妄想（delusion）是在病态推理和判断基础上，形成的一种病理性的歪曲信念。妄想内容与事实不符，缺乏客观现实基础，是一种个人所独有的和与自我有切身关系的坚定信念，它不受事实和理性的纠正。例如，曾经有一位患者认为，国外的间谍组织在使用高科技电脑控制他的思维，他的一切思想对方都能知道。妄想可以继发于一些精神病，如精神分裂症，也可以是原发的，因而成为一个独立的症状。根据是否存在妄想，躯体变形障碍可以分为两类，即精神病性和非精神病性。

二、躯体变形障碍的临床现象学与特征

（一）躯体变形障碍的临床现象学

躯体变形障碍患者对自己外貌的某些部位持有想象的或严重夸大的先占观念，表现为对这些缺陷反感、厌恶、羞耻，因深受这些观念的折磨，而无法思考任何事情。

1. 抱怨"缺陷"

首先，大多数躯体变形障碍患者会抱怨面部的瑕疵，如斑点、皱纹、血管印、瘢痕、痤疮、肤色、脸型、面部毛发过多、头发稀疏等。其次，常见的先占观念是鼻子的形状、大小等方面的问题。此外还有眼睑、眉毛、口唇、耳朵、牙齿、下颏、下颌、面颊及头颅等。

2. 关注部位

身体任何一个部位都可以成为躯体变形障碍患者关注的焦点，如皮肤、颈部、外生殖器、臀部、乳房、手、足、臂、腿、肩、髋、脊柱等。躯体变形障碍患者可在不同的时间，或因不同的刺激对身体的不同部位产生先占观念。如，同时有塌鼻梁和双下巴的先占观念。

3. 表达含混

虽然患者的主诉通常很特殊，但常表现为非常含混或难以理解。如："我的脸颊像松鼠一样"或"我的鼻子是卷曲和滑稽的"等。

（二）躯体变形障碍的相关临床特征

1. 重复行为

频繁地通过照镜子观察自己是躯体变形障碍患者最突出的症状，他们每天会花几个小时照镜子，而且难以控制自己的行为。但某些患者会因无法减轻痛苦以及对某些缺陷的先占观念，而回避照镜子。

2. 关注别人评价

躯体变形障碍患者十分关注他人如何看待、谈论和嘲笑自己的"缺陷"。常会用自身"丑陋"的部位与他人比较，或不断询问他人自己某个部位是否正常，以期获得这些部位是正常的保证。

3. 掩盖缺陷

为避免别人对自己"缺陷"部位的议论，88% 的躯体变形障碍患者会通过留长发遮挡面部、化妆、戴帽子、摆体位，或服装等来掩饰"缺陷"。

4. 功能受损

躯体变形障碍患者的先占观念和重复行为，常导致其社交、教育、婚恋，或职业功能等严重受损。

5. 共病

躯体变形障碍患者通常会并发其他精神障碍，最常见的是抑郁。

三、躯体变形障碍的损害和并发症

（一）躯体变形障碍的损害

躯体变形障碍可导致多方面痛苦和损害，如社会交往、工作、婚姻等困难，甚至使患者的生活彻底崩溃。根据 Phillips（1993）对躯体变形障碍患者的研究，有 97% 的人逃避一般性的社会交往和职业活动；30% 的人将自己限制在家中；23% 的患者出现自杀意念；17% 的患者因自己外貌"丑陋"而痛苦不堪，以致产生自杀企图。

躯体变形障碍患者最常见的症状是逃避社会交往，同时也是最常见的损害。具体实例如下：一个认为自己脸太宽的女孩，为了避免别人看见自己的"大脸"，而不去上学；一位自觉体毛过多的女性，骑摩托车时闯红灯，目的是不在等红灯的时间里，被别人看到她脸上"过多"的体毛；一位年轻的男子仅与身材娇小的女性约会，因为他认为自己的阴茎"太小"，对于身材小巧的女性不会那么显而易见。如上案例所报道，导致患者异常行为的是令人困惑的形象缺陷感，并可导致回避社交、性生活、学习、工作、去市场购物、游泳等其他活动。同时，还导致包括居于家中（housebound）等实质性的社会隔离（social isolation）。

社会功能的损害还会对生活的其他方面产生消极影响。例如，一位女性为了使自己的头发看起来对称，每天要花 8 个小时来修剪；一位男性会花几乎一整天的时间，用放大镜来检查他脸上"过于粗大"的毛孔。值得注意的是，躯体变形障碍对患者的最大危害可能在于，当患者十分痛苦时，导致自杀意念、自杀企图和自杀行为；有些患者还会有自残行为，如曾经有一位女性认为自己乳房的形状太丑，而连砍数刀。

（二）躯体变形障碍的并发症

躯体变形障碍可并发多种精神障碍，其中最多见的是情感障碍、焦虑症等。

美国学者 Phillips 曾用 DSM-4 标准对 30 例躯体变形障碍患者进行了诊断，93% 的躯体变形障碍患者有情感障碍，主要是抑郁，而且这种抑郁倾向于持续和长久的，其中多数人为严重的慢性抑郁，平均病程达 14 年。11% 的患者情感障碍的出现先于躯体变形障碍 1 年以上；与躯体变形障碍同时发生的占 32%；发生于躯体变形障碍之后的占 57%，说明抑郁情绪是躯体变形障碍的并发症。很多躯体变形障碍患者将自己的抑郁情绪和自杀企图归咎于"缺陷"，并认为"缺陷"和抑郁症状会同时减轻或加重。

焦虑症也是躯体变形障碍常见的并发症，其中最多见的是社交恐怖，此外还有强迫症等。躯体变形障碍也常与神经性厌食同时存在。有些神经性厌食继发于躯体变形障碍，例如一位患者因为害怕自己面颊"太红润、太丰满"，而开始严格的节食。

（三）躯体变形障碍与强迫症

躯体变形障碍与强迫症的关系十分密切。Phillips 的研究显示，21% 的躯体变形障碍患者有强迫症病史。D.Simeon 等对 442 名强迫症患者进行了实验性研究，是至今规模最大的一项强迫症与躯体变形障碍的研究，发现这些强迫症患者中有 51 人并发躯体变形障碍。其中，并发躯体变形障碍的强迫症患者，比单纯强迫症患者有更严重的冲动、焦虑和精神分裂等特征；有躯体变形障碍的强迫症损害更大更严重。

四、躯体变形障碍的诊断

（一）躯体变形障碍的诊断标准

根据我国的 CCMD-2-R，躯体变形障碍作为疑病症应符合疑病症的诊断标准，即：①应符合神经症的诊断标准；②以怀疑自身存在容貌缺陷为主要临床相；③反复就医或反复寻求各种有关的医学诊断与治疗，医生的合理解释不能打消其顾虑；④要排除抑郁症、强迫症、偏执性精神病等诊断。

由于国外将躯体变形障碍作为一个独立的病症，故有相应的诊断标准。除 DSM-4 中的诊断标准外，还有一些用于美容医学的标准，如 Hiroyuki 等依据 Andreasen 和 Bardach 提出的躯体变形障碍诊断标准，修订并制定了美容临床应用躯体变形障碍的诊断标准（表 13-1）。

表 13-1　美容临床应用躯体变形障碍的诊断标准

1. 对一些想象的缺陷过分关心
2. 具有以下相关特征之一：
　（1）寻求美容或整容手术的目的，与其说是改善与他人的关系，不如说是为了美容或增加吸引力
　（2）具有人格异常，特别是分裂型、强迫型、自恋型等复杂性格，但无清晰的占支配地位的临床表现
3. 具有"容貌缺陷"的观念，但不具有与容貌缺陷相关的妄想、幻觉和严重的抑郁障碍

（二）躯体变形障碍的诊断程序

躯体变形障碍的诊断首先需要收集两个方面的临床资料，一是容貌、形体方面缺陷的客观评价；二是患者精神心理方面的主诉和症状。若身体上存在残疾或容貌、形体有明显的美学缺陷，需进一步判定心理因素是否与症状的出现或加重有联系。若有，说明心理因素大于生理因素，是与躯体变形障碍有关的躯体化障碍；若结果相反，则可以排除躯体化障碍。

若身体容貌上不存在缺陷，而患者反复地抱怨自己的形体或容貌，可认定患者存在对身体外表想象缺陷的先占观念。此时，还需进一步鉴别患者的病态心理的信念是妄想性，还是非妄想性。若是妄想性的则考虑为是精神病症的症状；若是非妄想性的可考虑为躯体变形障碍（图 13-1）。

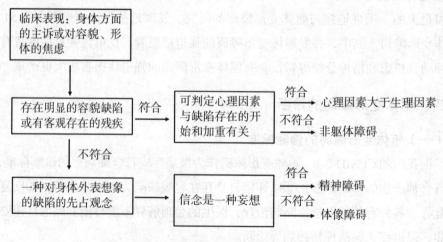

图 13-1　躯体变形障碍诊断程序

（三）躯体变形障碍的鉴别诊断

体像障碍作为一个常见的精神症状，可出现在多种不同的精神障碍中。故区别不同性质的神经症、精神病很重要。主要需鉴别的神经症和精神病有：强迫症、神经性厌食、社交恐怖症、精神分裂症等，其中尤其要与精神病的躯体变形病症鉴别。

精神病性障碍和精神分裂症患者也可出现多种躯体变形的症状，如感觉自己变丑、变形等，这是一种在缺乏自知力的情况下的妄想。可根据以下 3 点进行鉴别：①患者能否将"我"和"我的身体"清楚地分清；②患者对躯体变形是否有自知力；③患者有无与体像密切相关的妄想。

躯体变形症多存在于强迫症、社交恐怖症、神经性厌食中，它们之间的关系比较复杂，有时很难做出鉴别。

（四）躯体变形障碍筛查和诊断工具

1. 躯体变形障碍问卷（body dysmorphic disorder questionnaire，BDDQ）

Phillips 根据 DSM-4 的诊断标准，编制了 BDDQ，用于筛查患者。通过该自评问卷，可以明确被试者是否存在体像问题的困扰，以及体像困扰对心理、社交和职业功能的影响程度，并能区分出进食障碍患者。

2. 躯体变形障碍量表（body dysmorphic disorder examination，BDDE）

Rosen 和 Reiter 在 1996 年编制了半结构化临床问卷 BDDE。BDDE 包括 34 个项目，从患者对外貌做出负评价的先占观念、自我意识和尴尬、对外貌自我评价的过分重视、回避行为、身体掩饰，以及身体检查来进行判断。该问卷不仅可以辅助诊断，还能对患者的具体症状进行评估，使治疗更具有针对性。

3. 躯体变形障碍用耶鲁-布朗强迫量表（Yale-Brown obsessive compulsive scale modified for BDD，BDD-YBOCS）

Phillips 对耶鲁-布朗强迫量表（Y-BOCS）进行了修订，制订了 BDD-YBOCS，用于评价躯体变形障碍患者的困扰和强迫情况。该量表包括 12 个项目，由临床医生根据躯体变形障碍患者的严重程度进行评定。

五、躯体变形障碍的治疗

目前治疗躯体变形障碍的主要方法有：药物治疗、认知行为治疗和非心理临床治疗。

（一）药物治疗

大量研究结果显示，选择性 5-羟色胺再摄取抑制剂（SSRIS）对治疗躯体变形障碍有效。有研究表明，氟伏沙明能有效缓解约 2/3 患者的症状。

（二）认知行为治疗

研究证明，认知行为治疗对大多数的躯体变形障碍患者有效。该疗法通过对患者实施暴露 - 行为干预，以及认知重构来达到治疗目的。认知重构①能帮助患者改变其歪曲认知，重塑自我印象以及外表在自尊中的重要性；暴露疗法迫使患者在令其产生痛苦的社交场合暴露自己的"缺陷"（如不遮掩"缺陷"部位）；同时，行为干预技术迫使患者避免一些行为，如长时间化妆、反复照镜子、遮蔽"缺陷"等。

【注解】 认知重构：是一种改变引发焦虑的思维方式的技术。主要步骤：①找出消极或适应不良的思维模式；②挑战这种消极的思维模式；③用积极的或更为有益的想法代替消极想法。

（三）非心理临床治疗

越来越多的研究结果显示，手术和其他非精神病治疗方法对躯体变形障碍收效甚微。Phillips 等调查了 250 名成年躯体变形障碍患者，在经过非精神病治疗后，88%患者的相关症状没有变化或反而更加严重。还有患者对手术后的"缺陷"部位感到满意，但又把焦点转移到身体其他部位上。甚至有人在接受手术后症状加剧，这类患者有可能会因此采取自杀行为，或对手术医生实施暴力行为。

因此，有效的治疗方法包括 SSRIS 和认知行为治疗。手术和其他非精神病治疗方法疗效欠佳，甚至会加重症状。

第四节　重塑积极体像

一、建立积极体像

积极体像的特征是自我接纳、感觉良好。由于客观外表上存在的生理缺陷而导致的消极体像，通过美容医学手段治疗后，很多人建立了积极的体像。但是并非所有的体像问题都可以通过化妆和美容手术解决。

美国著名的整形外科医生马尔登的畅销书《新面貌—新未来》，收集了许多在美容整形手术后患者获得新生的例子。他认为当一个人的容貌改变后，人格和生活也能随之发生积极的改变。

然而，随着时间的流逝，马尔登医生逐渐发现另外一些事实。他看到很多患者，在整形美容之后的生活并没有发生根本性的改变。他们有了新的美丽的容貌，思想和行为却仍旧停留在丑小鸭的角色中，继续穿着原先旧人格的外衣。更有甚者，他们会生气地向医生抱怨："我看起来和以前一样，你什么也没有改变。"而事实上，他们的家人、朋友几乎都觉得他们前后判若两人。虽然术前术后的照片迥然不同，他们却坚称："我的脸型还是和原先一样。""我的鼻子根本没变。""手术对我一点儿帮助也没有。"

失败的经验使马尔登医生开始致力于成功心理学与心像学的研究。他尝试帮助人们改变对自己的认识，而不是借助手术矫正其身体。马尔登医生意识到，人格才是改变的真正关键。如果人格这张"脸"是丑陋、扭曲、逊于别人的，那么无论身体外表的改变有多大，也无法改善其生活和自我认识；但如果能重新塑造其人格，抚平旧有情绪的伤痕，改变会随之而来。

人们对容貌缺陷的反应不同，由此建立的体像也各异。容貌缺陷是指人体美学方面的缺陷，或指能引起丑感的躯体缺陷。容貌缺陷感是指个体对其容貌或形体不满的感觉。通常，容貌缺陷与容貌缺陷感是相伴随的，但是两者并非完全一致。也就是说，有容貌缺陷并不一定会有容貌缺陷感，而没有容貌缺陷也未必没有容貌缺陷感。那么决定因素在哪里呢？在于人的感受是有差别的，这种差别的基础在于人与人的个性和心理过程的不同。

二、体像障碍的心理疗法

（一）行为疗法：习惯自己的体像

行为治疗的理论来自于美国桑代克（Thorndike，1898）和华生（Watson，1920）的行为主义、苏联巴普洛夫的经典条件反射学说，和美国斯金纳（Skinner）的操作条件反射学说。

行为治疗将人的各种心理病症和各种心理导致的躯体症状，看成适应不良或行为异常。这些适应不良的行为是患者在过去生活经历中，通过学习过程获得并固定下来的。可以通过特殊的治疗程序，消除或纠正异常行为（或生理功能），并形成新的合理的行为。即通过改变外部条件，习惯行为可以产生也可以消除。以此为原理来消除异常行为，塑造正常行为。这一学习的过程就是行为治疗的过程，不同的学习方法，就是不同的行为治疗方法。

行为治疗的主要方法有系统脱敏法、厌恶法、示范法、行为塑造法、生物反馈疗法、放松疗法、协约疗法等。其中，系统脱敏疗法尤其适用于与容貌缺陷有关的社交恐怖症、焦虑症、强迫症等神经症，以及神经性厌食。

（二）精神分析疗法：接纳现实的自我

精神分析疗法也称心理动力学治疗，其理论依据是弗洛伊德的精神分析学说。该理论认为，神经症产生的原因有两方面：一是因为人格中的三个"我"（本我、自我、超我）彼此不协调造成的心理冲突，患者没有能力解决"本我"（潜意识的、非理性的行为）与"超我"（个体所内化的社会规范）之间的内在冲突；二是因童年时个性心理期发展不顺利所形成的创伤经验。虽然成年后幼年时的痛苦经验在意识层面中不被记忆，但会留在潜意识中，并改头换面地以另外的形式表现出来。精神分析治疗的目的就是通过对患者的心理分析，将其压抑在潜意识里的冲突上升至意识层面，把痛苦释放出来，使当事人领悟到自己以往的痛苦和行为异常的原因，并使之得到修通。所以，精神分析治疗是"以领悟取代压抑"的疗法。

精神分析常用的技巧有：自由联想、梦的解析、移情分析、阻抗分析、阐释等。在治疗初期，患者人格不完整和对身体不满的感觉颇多；治疗后，自我评价提高，自我价值感增强。精神分析有助于改善患者的消极体像，通过减轻压力、改善人格结构，帮助患者获得良好的体像。在精神分析的治疗中，阐释是最重要的一个步骤。阐释是心理治疗师根据患者的陈述和表达，耐心诚恳地向患者解析，让患者了解他所表现的一切感受、情绪、行为深层的意义，从而领悟到心理困扰的原因。就精神分析的目的而言，阐述的过程是治疗的主要过程，只要心理分析的阐释能令患者信服，不需要药物也有可能解除患者心理上的痛苦。

（三）人本主义疗法：建立积极的心像

人本主义疗法基于人本主义心理学理论，即认为人有自我实现的潜能，有能力不断向自身想要成为的那种人的目标发展。人本主义心理学特别重视人的意识所具有的自由选择性和主动性，人的意识能超越现实的、传统的、文化的界限，而且有无限发展的潜能和可能性。人的本质的观点是人本主义疗法的基点，即人是独立自主的、自由的，有意识和责任心的，有无限潜能去理解自己的需要、分析自己的行为，做出自己的选择并对此负责，进而改变自己的或他人的生活。这种疗法把人的意愿、选择和决策放在治疗的中心位置。

人本主义心理学代表人物马斯洛创立了自我实现疗法，这是排除任何阻碍来访者实现其天生的自我、实现倾向的障碍的过程。该疗法并无固定的程序，主要围绕以下几个方面：①提高来访者的自信心和自尊心；②自我理解；③经常以心理图像形式再现高峰体验经历；④培养爱的情感等。与容貌有关的心理问题多与人格有关，尤其是容貌缺陷会导致自尊感和自信心的下降。因此，自我实现疗法非常适用于容貌缺陷者的心理治疗。

（四）认知疗法：体像认知调试

认知疗法是认知理论发展而来的心理疗法，指经过解说与指导再教育，纠正来访者对人、对己、对事物的错误观念，协助其重组认知结构。认知疗法是一类多种心理疗法的总称。现仅简单介绍美国心理学家 Albert Ellis 的理情疗法（简称 RET）。理情疗法是通过帮助来访者将情绪困扰理性化，从而达到治疗目的的一种心理治疗手段。基于 Ellis 对于人性的假设，他用图解表明了心理困扰的原因和如何实施心理治疗（图 13-2）。

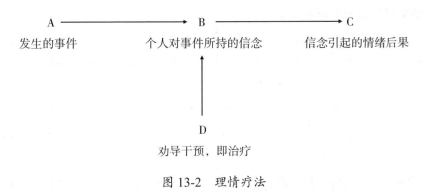

图 13-2　理情疗法

　　Ellis 认为，心理异常源于错误的认知，而心理治疗的目的就在于纠正错误的认知。可以用这个理论分析体像障碍带来的心理困惑。A. 容貌与形体缺陷（也许并不是缺陷）是一种客观存在，可以看作一个事实。对该事实的反应源于人们的信念，而不是事实本身；B. 由于社会文化观念的影响，普世观念将美貌看作人具有价值的条件，故个体也会持有这样的信念，美对于幸福和快乐至关重要，但自己的外貌不佳，故而为之苦恼；C. 由于对美很重视，而自认为缺乏美貌，于是带来自卑、羞耻、痛苦等情绪反应；D. 心理治疗的焦点在于纠正来访者有关美的不合理的信念。

三、体像障碍的手术疗法

　　在前述 Phillips 报告的 30 例患者中，有 22 例寻求过非精神疗法，其中有的患者多次去不同科室就诊。一些研究者认为，对部分有轻微身体缺陷的体像障碍者，可采取手术的方法解决他们的客观缺陷，从而改善心理问题，但必须在手术前进行精神或心理医学的鉴定或咨询。

　　按传统的观念，体像障碍作为精神心理疾患，是美容整形外科的禁忌证，医生应该避免对该类患者实施手术，否则不但达不到效果，还会带来麻烦。但近年来，部分美容整形医生与心理咨询师及精神科医生合作，采取手术与心理治疗并用的方法治疗体像障碍患者，获得了较好的效果。Edgerton 等（1991）报告的采用"体像障碍的手术 - 心理疗法"治疗 100 名体像障碍患者，取得了良好的疗效。由于以往美容外科医生拒绝为体像障碍的患者实施手术，使患者在不同医生及不同科室之间奔波求治，而心理问题始终没有得到解决。对该类患者选择性地实施外科－心理疗法，会取得令人意外的效果。

【小贴士】

1. 感觉与知觉的关系是什么？

感觉，指人脑对直接作用于感觉器官的客观事物的个别属性的认识，如：视觉、听觉、味觉等。知觉，指人脑对直接作用于感觉器官的客观事物的整体属性的认识，如：空间知觉、时间知觉、运动知觉等。

感觉是知觉的基础，但知觉不是个别感觉信息的简单总和，人脑对感觉信息进行加工形成知觉，加工过程受到态度、经验、需要、兴趣、年龄、刺激的数量和强度等多种因素的影响。知觉要比感觉复杂得多，因此也会出现误差，形成错觉。

2. 心理学中的人格，与我们日常所说的"请尊重我的人格"中的人格是否相同？

不同。心理学中的人格，是在不同时空背景下影响人的外显和内隐行为模式的心理特征，即人在不同环境下所表现出来的一贯的行为模式。

另外，人格≠性格，性格指由人对现实的态度和行为方式所表现出来的心理特征，它是人格的主体。人格无关道德，没有好坏之分；性格涉及社会评价，更多受到环境影响，反映社会文化的内涵。

3. 你是否曾经提到心理学就会想到算命？你是否担心坐在心理学家面前会被看透自己的心思？

我们来看看大众关于心理学的几个常见误区。

（1）误区一：心理学就是解梦。精神分析理论认为，梦是一种在现实中实现不了和受压抑的愿望的满足。梦可以作为理解潜意识心理过程的工具，但这绝不是精神分析的全部，更没有预测未来吉凶的功能。

（2）误区二：心理学家研究变态的人。人们常常把心理学家和精神病学家混淆。精神病学是医学的一个分支，精神病学家是医生，他们的工作对象是精神病患者。而心理咨询师面对的主要是非精神病患者，即正常人群中的心理困扰，如考前焦虑、工作压力、人际关系、婚恋问题……事实上，心理学研究的内容多数是以正常人为对象的，如教育心理学、发展心理学、健康心理学、环境心理学、人力资源管理等等。

（3）误区三：心理学就是心理咨询。心理咨询或心理治疗较之心理学的其他领域更为民众所熟知，所以很多人将心理咨询等同于心理学，这是一种误解。心理咨询只是心理学的一个应用分支，心理学还包括极为广泛的领域，如工程心理学，可以指导飞机仪表盘的设计、电脑应用程序的编辑等；美国总统竞选时，候选人故意透露自己的小缺点以赢得更多喜爱，就是运用了社会心理学理论中的"犯错误效应"；外科医生手术时，铺在术区的无菌巾为什么用绿色，这是普通心理学中感知觉部分研究的"补色残像"现象……

心理学存在于我们生活的方方面面，欢迎你来学习心理学！

参考文献

［1］沈铿，马丁.妇产科学［M］.八年制教材第 3 版.北京：人民卫生出版社，2015.

［2］廖秦平，乔杰.妇产科学［M］.4 版.北京：北京大学医学出版社，2020.

［3］国家卫生健康委员会脑损伤质控评价中心，中华医学会神经病学分会神经重症协作组，中国医师协会神经内科医师分会神经重症专业委员会.中国成人脑死亡判定标准与操作规范（第二版）［J］.中华医学杂志，2019, 99(17): 1288-1292.

［4］胡燕，黎海芪.婴幼儿喂养建议［J］.中华儿科杂志，2009(7): 504-507.

［5］江帆，毛萌.0～3 岁婴幼儿喂养建议（基层医师版）［J］.中华儿科杂志，2016, 54(12): 883-890.

［6］中华人民共和国卫生部.中国 0～6 岁儿童营养发展报告（节录）［J］.营养学报，2013, 35(1)；1-4.

［7］中华预防医学会儿童保健分会.婴幼儿喂养与营养指南［J］.2019, 30(4): 392-417.

［8］沈萍，陈向东.微生物学［M］.8 版.北京：高等教育出版社，2016.

［9］何伦.幻想丑陋：体像与体像障碍的探索［M］.北京：北京出版社，2001.

［10］何伦.美容临床心理学［M］.2 版.北京：人民卫生出版社，2011.

［11］孟庆义、王立祥.心肺复苏的历史回顾与启示［J］.中国研究型医院，2015, 2(5).

［12］王春庆，田泰杰.FIGO 关于育龄期异常子宫出血的病因分类［J］.生殖医学杂志，2013, 22: 963-966.

［13］《异常子宫出血诊断与治疗指南（2022 更新版）》发布［J］.中华妇产科杂志，2022, 57(7): 481-490.

［14］DUFF J P, TOPJIAN A, BERG M D, et al. 2018 American Heart Association Focused Update on Advanced Cardiovascular Life Support Use of Antiarrhythmic

Drugs During and Immediately After Cardiac Arrest［J］. Circulation, 2018, 138(23): 731-739.

［15］KLEINMAN MONICA E, BRENNAN ERIN E, GOLDBERGER ZACHARY D, et al. 2015 American Heart Association Guidelines Update for Cardiopulmonary Resuscitation and Emergency Cardiovascular Care(Part 5)［J］. Circulation, 2015, 132(18 Suppl 2). S414-S435.

［16］2015 American Heart Association Guidelines Update for Cardiopulmonary Resuscitation and Emergency Cardiovascular Care.

［17］2020 AHA Guidelines for CPR and ECC.

［18］MUNRO M G, CRITCHLEY H O, FRASER I S. The FIGO classification of causes of abnormal uterine bleeding in the reproductive years ［J］. Fertil Steril, 2011, 95: 2204-2208.

［19］ENGEL G L. The need for a new medical model: a challenge for biomedicine［J］. Science, 1977, 196: 129-136.

［20］Global prevalence of vitamin A deficiency in populations at risk 1995–2005: WHO global database on vitamin A deficiency . https: //www.who.int/publications/i/item/9789241598019.